U0134259

任之堂悟道中医丛书

任之堂

医理悟真记

（第**2**版）

余　浩（任之堂主人）编著

全国百佳图书出版单位

中国中医药出版社

·北 京·

图书在版编目（CIP）数据

任之堂医理悟真记/余浩编著.—2版.—北京：中国中医药出版社，
2023.10

（任之堂悟道中医丛书）

ISBN 978-7-5132-8395-3

Ⅰ.①任…　Ⅱ.①余…　Ⅲ.①中医学—临床医学—经验—中国—现代
Ⅳ.① R249.7

中国国家版本馆 CIP 数据核字（2023）第 183112 号

中国中医药出版社出版

北京经济技术开发区科创十三街 31 号院二区 8 号楼
邮政编码　100176
传真　010-64405721
三河市同力彩印有限公司印刷
各地新华书店经销

开本 710×1000　1/16　印张 15　字数 244 千字
2023 年 10 月第 2 版　2023 年 10 月第 1 次印刷
书号　ISBN 978-7-5132-8395-3

定价　68.00 元
网址　www.cptcm.com

服 务 热 线　010-64405510
购 书 热 线　010-89535836
维 权 打 假　010-64405753

微信服务号　zgzyycbs
微商城网址　https://kdt.im/LIdUGr
官 方 微 博　http://e.weibo.com/cptcm
天猫旗舰店网址　https://zgzyycbs.tmall.com

如有印装质量问题请与本社出版部联系（010-64405510）
版权专有　侵权必究

出版说明

学习中医不易，然而学好中医自有其关窍：一为熟读经典。读书百遍，其义自见。只有熟到将中医经典内化成自己的知识和思想，到临床时方能信手拈来，应用自如。二是早临床，多临床。只有通过临床实践才能体会中医如何认识疾病、如何治疗疾病、如何取效。三是多思考，多体悟。学习中医需要悟性。悟性为何？悟性是指对事物的感知力、思考力、洞察力，主要指对事物的理解能力和分析能力。悟性并非完全由先天禀赋所定，后天的培养也非常重要。怎样才能学好中医，开启学习中医的悟性？本套"任之堂悟道中医丛书"试图从经典、临床和思悟等几方面为大家打开思路，提供一点灵感和启迪。

余浩，网名任之堂主人，自幼随祖辈学医，后就读于湖北中医药大学（原湖北中医学院），毕业后扎根基层，访名师，参道学，将中国古典哲学融入中医理论之中，创立阴阳九针等新疗法，用于治疗各种疑难杂症，颇有心得。余浩在湖北十堰创立任之堂中医门诊部，每天坐诊看病，边临床，边带徒，教学相长，在多年的传统中医带教过程中，他和弟子将对中医的体悟、学习的收获记录成册，陆续出版了多本任之堂系列图书，受到广大读者的好评。此次我们选择其中的《任之堂医经心悟记——医门话头参究》《任之堂医理悟真记》《任之堂师徒问答录》《任之堂医案讲习录》《任之堂学药记——当民间中医遇到神农传人》《万病之源——任之堂解说不可不知的养生误区》六本著作进行修订再版，作为本套丛书的第一辑。

本套丛书的第二辑包括《任之堂临床中药心悟 1》《任之堂临床中药心悟 2》《任之堂古中医学启蒙》《任之堂道医脉法传真》《养生之本精气神——任之堂道医养生法》，此五本著作为首次出版，是任之堂主人余浩近年的最新力作。

希望本套丛书能够成为大家学习、体悟中医道路上的良师益友。

出版者
2023 年 9 月

向生活学习，感悟中医之道

世事洞明皆学问，人情练达即文章！

人是天地阴阳二气运动的产物，人生活在天地之间这个大的环境中，疾病的产生和治疗，在自然界中均可以找到相对应的法则。

从事中医多年，回首自己学医和从医之路，回忆这些年遇到疑难杂症时的处理经过，我时常感叹，自然界所有的问题，在自然界中均可以找到答案，只要我们做一个有心人，去发掘，去思索，总会找到解决问题的方案。可悲的是随着我们年龄的增长，不再像小孩子那样，遇事问个为什么，凡事刨根问底，追寻事物的本源！于是随着年龄的增长，我们身边缺少了神秘，缺少了好奇，却多了一些平淡和无可奈何。

我时常告诫自己，要求自己能够做到"心中时时有患者，处处做个有心人"！

细心观察生活中发生的每一件事，总结生活中遇到的问题及这些问题的解决方法，并将这些方法运用到医学中来，提高自身的悟性，站在道的角度来认识疾病，研究疾病，寻求解决方案，感受中医的"大道至简"，提升自己的医疗水平。

向生活学习，智慧的源泉永远不会干枯！

写本书的目的，也是想将自己多年来对生活的感悟，对医学的领悟总结出来，给那些长期被疾病困扰的患者一些帮助。

让我们一同来透过生活中的常见小事，感悟中医之道！

余浩

2016 年 4 月

目 录

1. 湿毛巾的故事
——寒湿证的诊断与治疗

🔥 晚上腿疼，早上腰疼，大多是寒湿证的表现

天冷了，早上洗脸用的是热水，洗完后，我将毛巾挂在阳台上。晚上洗脸时，发现毛巾上半部分已经干了，而下半部分仍然是湿的，而且最下端居然还结了少许冰块！我拿着毛巾沉思了很久！

妻子说："还不快点洗脸，在想啥？"

是啊！看着这一半干一半湿的毛巾，我的确想了很多——我想明白了最近一些疑难病症的病机，同时也想通了治疗方案……

"湿性趋下"，毛巾湿透后挂起来，水自然而然向下流，上半部分先干了，下半部反而更湿，加上天气冷的原因，时间长点，下半部分就会慢慢结冰了。

作为中医，"湿性趋下"这句话，我们记得熟，却用得少，临证时常常容易忘记！

常有患者说："医生啊！我每天上楼时两腿好像灌了铅，沉重无比，咋回事啊？"

西医大夫立马会想到是不是脑血管的问题呢，建议做头颅 CT，结果正常；刚执业的中医大夫会有些茫然，认为是疑难杂症。是啊，为啥两腿好像灌了铅，但看看却没有肿啊？

其实，就像这毛巾一样，白天人站立时间长，湿性趋下，所以下肢的湿邪就会偏重。"湿性重浊"，当人体内湿邪稍重，会出现双腿很累的感觉；如果是湿邪较重的患者，表现就是"两腿好像灌了铅，沉重无比"。

如果气温较高，则毛巾下端会及时干燥，不会到夜晚还结冰！

在人体，如果肾阳足，没有亏虚，或亏虚不重，则下半身湿邪会被肾阳蒸腾，化为气而上升，在人体进行循环；如果肾阳虚衰，就好比这冬天挂湿毛巾

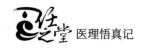

一样，湿邪盘踞下焦了，自然"两腿好像灌了铅，沉重无比"！

夜晚卧床休息，处于人体最下端的地方就不是双腿了，而是与床面接触的部位。按照"湿性趋下"，应当是与床接触的部位会不舒服啊！

事实正是如此，不少患者反映，白天还好，只是感觉双腿有些累，到了晚上睡觉，前半夜还可以，但后半夜开始慢慢出现腰痛、背痛，凡是与床接触的部位都感到很累很痛，早上五六点痛醒，起床后活动活动就好了。

有的人认为是气血不和，有的人认为是床板的问题，有的人认为是晚上喝水太多……深入思考其中的病机，其实这就是湿邪由白天积于双腿，晚上向接触床面的部位转移，也是"湿性趋下"！

刚开始我还以为是什么疑难杂症，反复询问早上疼痛的时间，按照子午流注进行分析……现在看到湿毛巾，联想到"湿性趋下"，联想到"正气不足"，再联想到"脾肾阳虚"，一切豁然开朗。

🪔 温补肾阳是治疗寒湿证的关键

我曾经诊治过这样一位患者，40来岁的女性，酒店配菜员。一周以来都觉得自己的两条小腿沉重难受，上午病情还算轻，下午加重，每晚下班回家，上楼梯时双腿如同灌了铅，沉重异常，但是也没见到下肢浮肿，休息一晚后，病情还会减轻。在当地三甲医院就诊，医生建议她做头颅CT，她因嫌费用太贵，放弃检查，寻求中医治疗。就诊时病史及症状同上，舌根白厚，脉象右尺部沉迟而弱，左尺部沉滑。

结合湿毛巾的道理，我给她解释：您早上洗脸后，将湿毛巾挂起来晾着，毛巾上的水就会慢慢向下流，这样毛巾的上半部分就会慢慢变干，下半部分却越来越湿。现在您体内寒湿较重，就好比湿毛巾一样，白天站立的时间较长，体内的寒湿就会向下流，腿部的水湿就会加重，到了下午自然感觉双腿很累。晚上睡觉时，腿与身体相平，水湿自动向身体的其他地方流动，通过一个晚上的回流，早上起床后双腿就不沉重了。

患者高兴地笑了："听你这么一说，我立刻就明白了是怎么回事，那如何治疗？好治疗吗？"

"也好治疗，只需要将您体内向下沉的寒湿向上输送就可以了！以后注意保暖，少接触凉水。"

"水能向上流动吗？"

"你看看这地上的水，太阳照射后不就化为了水蒸气，向上升成为云彩吗？人体也是这样的，只要肾的火力足了，双腿就不怕冷，下面的寒湿就会化气上升了。"

谈完这些话，我给患者开了处方：

乌附片 10克	炒白术 20克	茯 苓 20克	干 姜 10克
黑 豆 20克	甘 草 10克		

肾居人体下部，肾火足了，就能将下肢的寒湿化为水汽，徐徐上升。这里面的乌附片就是附子炮制而成的，附子辛、甘，大热，能够回阳救逆，补火助阳，散寒止痛。《神农本草经》记载："附子味辛温，主风寒咳逆邪气，温中，金创，破癥坚，积聚，血瘕，寒湿，踒躄拘挛，膝痛，不能行步。"它是补肾火的良药，用上它，人体肾阳就会旺盛，下肢的水湿就会被蒸腾，化为气而上升，就好比将毛巾挂在暖和的地方，虽然还是有水向下流，但会被蒸发成水蒸气，毛巾也就跟着变干。但因为附子有一定的毒性，所以需要先煎一到两个小时，去毒后才能使用。

白术、茯苓、干姜是温脾健脾的药物，因为脾主湿，主运化。脾脏位于人体中部，只有通过脾脏的传输，肾脏将水湿化为气之后，水汽才能向上升，才能到达人体的上部。

用黑豆是因为它能入肾，利湿，直接将体内的湿邪通过小便排泄出来。

患者服用两天后，双腿的沉重感明显消失了，随后我让她再继续服用3天，巩固疗效，平时间断性服用补肾的桂附地黄丸，半年来，患者继续从事以前的工作，病情没有复发。

对于疾病，我们只要明白了其产生的机理，治疗就好办了。

除寒湿，可用艾叶水泡脚

也有些患者经济条件比较差，或者嫌中药味道太苦，难以下咽而不愿意服用，遇到这样的患者，可采用艾叶水泡脚的办法。

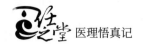

有一位 40 多岁的男性患者，是下岗工人。一个月来，每天凌晨 5 点左右就开始腰痛，起床后，活动活动腰部，疼痛很快缓解，患者笑着说，想睡会儿懒觉是不可能的事情。最近他发现疼痛的发作提前了，早晨 4 点钟就开始，大冬天的，不能得到很好的休息，他十分苦恼。

听完他的描述，再看舌象，切完脉。我发现他的身体也是肾阳虚衰，寒湿偏重。据他自己说，以前从事过体力劳动，腰部有劳损的旧伤。这就是典型的肾阳虚衰，体内寒湿停留，由于体位变化的原因，白天积于下肢，夜晚则汇集于腰部，因为湿邪不重，下岗后在家休息，所以双腿感觉不明显，但腰部有过劳损的旧伤，属于薄弱环节，晚上刚入睡时，湿邪尚未汇集，所以疼痛不明显，睡到凌晨，寒湿在腰部的汇集慢慢增加，就必然导致局部气血不畅，腰部僵硬、疼痛。起床后，湿邪向下沉淀，再加上活动腰部，气血流畅了，疼痛自然也跟着缓解了。

我讲明上述这些道理，患者对自己的病情也就不那么担心了，但他不愿意喝汤药，问我还有没有简单、便宜，效果又不错的办法。

于是我告诉他，艾叶几块钱一千克，买上两千克，每天晚上用艾叶煮水泡脚 20 分钟。艾叶可以起到温经散寒的作用，这样体内的寒湿会慢慢减少，病情也就可以慢慢恢复了。如果想要好快点，还可以将艾叶锤绒，用火纸卷成艾条，点燃后熏烤腰部，以发热发烫为度，将腰部劳损形成的瘀血、寒湿散开，这样用不了几天，就会有明显的效果。果然不出我所料，他采用这样的治疗方法，一周后就好转了。

🍂 巧用黑豆治愈腰痛的病例

前一段时间，网上有个病号找到我，将腰痛的资料发给我看，希望我能帮助他解决多年的痛苦。其实病情和上面的那个案例一样，就是早上腰会痛醒，起床后活动活动就好了，每天如此，几年来不得不每天早上四五点起床，最近发现疼痛时间提前了，在当地多家医院辗转治疗无效，不得已进行网络求诊。

看完患者上千字的求助信，我实在不忍心他继续痛苦下去。不过网上患者提供的资料不全，我只能推荐他最安全的办法。于是我开出如下处方：

壮腰健肾丸 一瓶	黑豆 250克

建议患者每晚用黑豆 50 克，煎水后送服 20 粒壮腰健肾丸，每天只吃一次。

患者第二天就兴奋地告诉我，昨晚服药后，早上腰不痛了，睡到早上 7 点，感觉很舒服！

为了巩固疗效，我建议他再继续服用 5 天。5 天后他来信说，清晨腰痛好了，这几天腰痛一直没有再出现过。患者感慨道：患了几年的病，花了几千上万元钱没解决的问题，没想到这么几块钱就解决了。

看似很神奇的效果，其实只要明白了湿性趋下的道理，这些病都是非常容易解决的。人体疾病的形成，都有原因，这是一个从量变到质变的过程。治疗疾病的关键是要分析清楚原因，中医谈理、法、方、药，理讲的就是医理、道理，理明白了，后面的法、方、药都简单了。

🔥 少吃反季节、非本地及寒凉的食物能减少寒湿对人体的伤害

《黄帝内经》说："女子……五七，阳明脉衰，面始焦，发始堕；六七，三阳脉衰于上，面皆焦，发始白……丈夫……六八，阳气衰竭于上，面焦，发鬓颁白……"

可见，人体随着年龄的增长，阳气日渐衰退，这是自然规律。保养阳气有很多种办法，除了服药、泡脚，更多的是"保"，日常要少吃寒凉食物，尤其是已经明显的寒湿偏重的患者，更应该注意。很多患者喜欢吃水果，其实吃东西是很有讲究的。

《阴符经》里有一句"食其时，百骸理"，就是这六个字，将我们的饮食注意事项全部概括了。

你生活在这个地方，那么这个地方产的，正当时令的东西，绝对是最适合你的。一切其他地方产的、不是这个季节的，不论是山珍海味，还是珍馐佳肴，你都尽量少吃，它们对你的身体健康没有好处。

正所谓一方水土养一方人。

"食其时"就是趁着时令，吃这个季节、这个地方产的东西，这样就可以顺势吞服天地给予的自然之气，身体自然健康无比，这是天地自然为我们准备

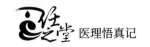
好的。而如果我们打破这个自然的规律，天天吃着不是本地生长的食物、反季节的食物，那一定要出问题。

现在很多人冬天吃西瓜，原本身体寒邪就偏重，吃着吃着，体内寒湿越来越重，生病只是迟早的事情。

有人可能会反问，通过湿性趋下，让我明白了下焦寒湿偏重的治疗，有没有什么东西是趋上的呢？请看下面这个生活感悟：放孔明灯的故事。

2. 放孔明灯的故事

——上火的诊断与治疗

每年正月十五，都有人放孔明灯，他们将自己的愿望与思念，放飞于幽暗的夜空。

前年的元宵节，我和家人吃过晚饭后一起出门看灯会，在桥上，有几家人正在放孔明灯，一个大大的灯罩，下方是一小截点燃的蜡烛，待蜡烛将灯罩内的空气烧热，就可以放手起飞了。

看到邻居一家正在放孔明灯，我停下了脚步。

小女孩问她的父亲："爸爸，为什么孔明灯会飞呢？"

"这是因为蜡烛的火焰向上，烧热了灯罩内的空气，热空气比冷空气轻，所以能飞起来啊！"

"蜡烛的火为什么向上？灯飞上天之后，蜡烛的火焰会不会向下，到时灯里面的空气变冷，会掉下来吗？"

"真笨，火都是向上烧的，哪有火向下烧的！"小女孩的哥哥说道。

小女孩对哥哥的答复自然很不满意，但爸爸又没有答复，她只好睁着大眼睛望着正在上升的孔明灯，希望灯中的蜡烛不会向下燃烧。

我本想给她解释一下，火为什么向上烧，不会向下烧，但一时又找不出最恰当的、又能让她理解的词语，这时妻子喊我，我只好暂时离开了这放灯的一家人。

妻子一边走一边问我："过年这几天，吃了太多荤菜，上火了，牙痛，家里有没有去火药？""咱家药铺都是中药，没有中成药，等会回家后，我给你弄点中药泡茶喝。"

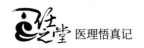

"太苦了。"

"那就去买盒黄连上清片吧。"

"为什么叫黄连上清片，有没有'下清片'？"妻子开玩笑地问。

下清片？为什么没有下清片？妻子是学西医的，她这一句玩笑话还真把我问住了。

我一边走，一边思考，不由地回想起放孔明灯的小姑娘和她所说的话："火为什么向上烧，不会向下烧？"

这不就是中医所说的"火性炎上"吗？

🍶 火往高处走，上火必然先上头

因为热升冷降的原因，大自然中的火都是向上的，同样的道理，人体内的火也是向上的，所以人体上火，都表现在上焦，表现在头面部，这是自然规律，也是最基本的法则。

也正因为有了火性炎上的特性，人体头面部才会火力旺盛，才会不怕冷。《黄帝内经》说："头为诸阳之会。"也就是说，人体的阳气就应该汇集在头部，一旦头部的阳气不足或过剩，就会出现病理变化。

当阳气过剩时，"气有余便是火"，人体头面部就会表现出各种上火的症状，咽喉肿痛、口舌生疮、牙龈红肿，目赤肿痛，脸上长包……这些都是上火，都是火性炎上的结果啊！

而当阳气不足时，人体头部就会畏寒、怕风，出现一些慢性虚寒型疾病，就是头部阳气不足的表现。

由下清片联想到孔明灯，由孔明灯联想到火性炎上，由火性炎上联想到头为诸阳之会，由头为诸阳之会联想到头部阳气的亢盛与不足……我一下子明白了很多，突然觉得很多头面部慢性疾病的病机清晰起来。

妻子服用黄连上清片后，咽喉不适很快就好转了。没过几天，一个慢性鼻炎患者的治疗，又给我留下了深刻印象。

这位患者鼻塞已经3年了，最近一个月明显加重。

借用患者的话说，3年来，每天鼻塞，鼻子时常处于通而不畅的状态，稍稍遇冷，立即喷嚏不断，早上起床时病情也会较重，但活动后就减轻。一个月前吹空调后，病情加重，晚上睡觉只能靠嘴来呼吸，长时间用嘴呼吸又导致口腔干燥，嗓子难受。使用麻黄素滴鼻液后，当时效果挺好，但使用后不出两小时，病情依然如旧。医院诊断是慢性过敏性鼻炎，治疗一周，病情不见明显好转，于是寻求中医治疗。就诊时鼻流清水，鼻塞不通，伴有额头疼，颈部僵硬。舌苔薄白，六脉浮紧，左寸虚无。

切完脉后，我告诉她，鼻塞是头部受寒所致，受寒是因为头部阳气不足，阳气不足又是因为体内心火不够。就好比阴天，我们头顶上没有了太阳的照射，感到很阴冷一样，人体心脏没有火力，头部就会阳气不足，就会怕冷，稍稍遇到冷空气，就容易伤风鼻塞。

患者似懂非懂地听完了我的分析，然后问道，那以后是不是要少吃生冷的食物，多吃"上火"的东西？

我点了点头，给患者开了一个处方：

| 桂 枝 10克 | 白 芍 15克 | 葛 根 20克 | 生麻黄 10克 |
| 通 草 8克 | 生 姜 20克 | 大 枣 5枚 | |

我让她先服 5 剂，每天一剂，早、中、晚分 3 次，饭后内服。

患者才服用 3 剂后，病情就大为好转，5 剂服完，头痛鼻塞，彻底痊愈。

这是一个典型的头部阳气不足的案例，处方以葛根汤为基础方，加了一味通草。

许多人都知道，通草是下奶的药物，它有清热利尿、下乳的作用。其实通草还有其他功效。此物色白，入气分，能疏通体内气机。凡是遇到体内气郁不畅，导致血瘀、湿阻的问题，搭配通草皆有奇效。另外，通草能上行于头，所有头面部孔窍不通的问题，也都可以配伍使用。上面这个案例中加入一味通草，就是考虑到它有通鼻窍的功效。

头面部阳气不足，便会生寒；阳气有余，则会化火。

临床上经常见到头面部长包长疖，这都是上火的标志。为什么头面部长包的多，而下肢很少长包呢？这都是"火性炎上"的结果，火属阳，阳气主升，所以火邪伤人，就容易出现在头面部了。

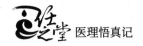

去火有讲究，药物勿滥用

上火了如何治疗呢？

懂得一点保健知识的人都知道，吃去火药！

吃什么去火药呢？

清热解毒类的中成药、中草药很多，是不是可以随便选用？

其实治疗上焦的火，很有讲究，因为用药不当，还会加重体内的寒，火没有清掉，寒邪反倒是加重了。

上火的病机可以归结到温病这一块，清代温病学家叶天士在《温热论》中提出的"治上焦如羽，非轻不举"，就是治疗头面部热性病的重要指导思想。

根据"升降浮沉"的理论，药物的升降浮沉趋向，除了和药物的气、味、药用部分、质地轻重有关外，还与用药量的大小有关。

同一味药，量轻可上达表，量重可下降走内。

比如说，桑菊饮能治疗风热外感，对只是咳嗽、不发烧的人效果最好，它在选药上就非常讲究，不但气味俱薄，而且方中"菊花一钱，桑叶二钱五分，杏仁二钱，连翘一钱五分，薄荷八分，桔梗二钱，甘草八分，苇根二钱"，都是分量非常轻。

又比如桑杏汤，也是治外感的良药，组方为"杏仁一钱五分，桑叶一钱，沙参二钱，象贝一钱，香豉一钱，栀皮一钱，梨皮一钱"。方中用量最大的也没超过二钱，足见其量之轻！

轻者，轻如羽毛，飘荡而上，直达上焦，因势利导，驱邪于外，反之若用量重则沉而下降，引邪内陷或变生他证。

"治上焦如羽，非轻不举"有两层意思：其一，用量要轻；其二，要选用气味俱薄的药材，如桑叶、菊花、蒲公英、薄荷等。

吴鞠通在《温病条辨》桑杏汤一方后的自注里也说："轻药不得重用，重用必过病所。"

用量多少合适，患者自己是不好掌握的，这时我建议患者服用中成药，如黄连上清片、牛黄上清片、三黄片等，饭后服用，即可起效。

中成药一次吃几片，用量很轻，饭后服用，药走上焦，也符合"治上焦如羽，非轻不举"的原则。

对于经常上火的人，除了服药外，还建议大家平时多用菊花、桑叶等泡茶喝，这些轻清之品可以起到很好的治疗和预防作用。

🎏 五脏之火上于头，可按表现部位来辨别

"火性炎上"，这里的火，既包含外邪侵袭头面化火，又包含脏腑之火。五脏气血郁滞而不畅，气有余便会化火，化火之后，会借其所属经络上行于头，所以我们看到头面部"上火"的时候，除了考虑到清上焦之外，还得思考火的源头，即五脏之火。

火走头皮（发痒、长疙瘩），与肺火亢盛有关，因为"肺主皮毛"。

火走眼睛（红肿热痛），与肝火亢盛有关，因为"肝开窍于目"。火走面部（长疙瘩），与心有关，因为"心之华在面"。

火走耳朵（疼痛、长疙瘩），与肾有关，因为"肾开窍于耳"。

火走鼻子（鼻腔发热生疖），与肺有关，因为"肺开窍于鼻"。

火走口舌（长疮），与心有关，因为"舌为心之苗"。

火走牙龈（肿痛），与胃有关，因为"牙龈属胃"。

......

通过这些属性，就可以对号入座，在选用清轻之品治疗上火时，就可以有目的地选择药物，做到有的放矢。

或许有人会问，火性炎上，也就是说人体内的火，都会向上移行，达于头面，但为什么有些人出现下肢红肿呢？为什么许多妇科炎症，中医认为是有热、有火呢？

我们来看另外一个故事：湿衣服的故事。

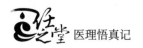

3. 湿衣服的故事

——湿热证的诊断与治疗

夏天的脏衣服，我经常是泡上水之后及时洗干净。有一次因为临时有事，衣服泡在盆子里没有及时洗，第二天回家，才记起这件事。令我诧异的是，衣服明明是用冷水泡的，放了一天后竟然开始发热、发酵，盆内衣服温度变高，水都成热水了。

我一边洗衣服，一边思考为什么会发热？

脏衣服如果是干燥的，没有泡在水里，纵然放上三五天，也不会发热。但衣服浸水后，加上夏天天气炎热，一旦不及时洗涤，就会出现发热发酵的情况。这其中的关键问题是水啊，水湿导致了衣服不透气，郁积而化热！想到这里，我立刻想到了人体湿热型疾病的病机——湿阻气机！这才是湿热证的致病关键啊！

🔥 湿热证的治疗重点不在清热，而在除湿

在人体，如果湿邪偏重，阳气运行容易受到阻滞，进而产生郁积，气有余便是火，火与湿相合，即化为湿热，有的甚至化为湿毒。因为湿性趋下，所以容易形成湿热下注，在人体的中下部分出现相关的疾病表现。比如妇科带下病、男性前列腺炎、慢性肠炎、脚气、湿疹等。正如这衣服，泡湿后遇上天气炎热，衣服内空气不能流通，郁积化热。

治疗人体湿热为患的疾病，许多医家认为是湿毒，要采用清热解毒的办法，以寒凉之药治疗湿热之病。这样用药虽然可以暂时缓解湿邪所化之热，但不久病情还会反复发作，因为湿邪依然存在，人体阳气依然被阻滞。

当病情反复发作的时候，我们是不是应当思考治疗方案不对呢？

有些鲁莽的中医，反而认为是下药太轻，力道不够！于是加大用量，用上大剂量苦寒的药物，损伤人体的阳气。当人体仅有的这一缕阳气被消耗殆尽，湿邪自然就不会化热，也无法化热了，于是湿从寒化，成为寒湿。一病未除，一病又起，患者就会感到下肢冰冷。

其实治疗湿热为患的疾病，就如同洗衣服一般，只需要洗干净后，及时将衣服晾起来，衣服中的水分自然会蒸发掉，而不会发热发酵。

所以说，治疗湿热证的最佳办法，不是针对"热邪"来用药，而是针对"湿邪"来用药，运用利湿的药物，把湿邪化去，人体阳气自然会上升，"湿阻气机"的病机就会扭转。这个症结解开了，问题就简单化了。

在上一个故事中，我谈到过，阳气主升，当阻滞阳气上升的湿邪消失之后，体内阳气就会自然而然升腾，整个气机就能正常循环，疾病也就可以治愈。

🜂 对付湿邪，关键在调理脾脏

我们再深入思考下去，人体内为什么会产生湿邪呢？

虽然我们可以通过利湿的药物来扭转湿热病的病机，但湿邪产生的源头不解决，湿邪离去之后还会产生，这样疾病还是治不好的。

五行之中，土能克水，湿邪的产生，当然要从"土"来寻找。

"脾胃属土，胃喜湿恶燥，脾喜燥恶湿。"水湿之邪的产生，与脾的功能失调有很大的关系。脾虚失运，最容易导致水湿停留，化为湿邪。

从上面的分析中可以看出，湿热病的治疗，最关键的是除湿。只有湿邪除去，才能够扭转病机，而健脾最能促进水湿代谢，从根本上治疗湿邪为患。

因此，利湿升阳，健脾除湿，才是治疗湿热性疾病的根本大法。

🜂 湿热引起的男科疾病

患者张某，40 岁。尿频、尿无力、尿不尽一年，加重一月。

一年前无明显诱因出现尿频、尿无力、尿不尽，症状持续了半年多，还伴有腰酸、性功能减退、小便黄赤、阴囊及大腿根部潮湿等症状，在医院进行前列腺液常规检查，白细胞（+++），卵磷脂 (+)，临床诊断为慢性前列腺炎。

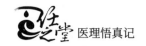

采用抗生素静脉滴注，治疗半个多月，尿频、尿不尽的问题明显好转，但腰酸、性功能减退迟迟不见改善，停药一月后，病情再次复发，于是寻求中医治疗。

来我这就诊时，他的舌苔薄黄而腻，舌根白，六脉郁缓，左右脉象有下陷之势。综合其他症状，我断定他得的是中医所说的淋证。这个疾病治疗起来并不困难，大体就是疏肝健脾，利湿升阳，温阳化湿解毒。

我开了如下一个药方：

白　术 15克	苍　术 10克	蜂　房 10克	滑石粉 10克
冬瓜子 20克	红　藤 10克	黄　芪 30克	苦　参 5克
大蜈蚣 2条	柴　胡 10克	龙胆草 4克	生甘草 6克

用水煎服，每日一剂。

患者服用 5 剂后，尿频、尿无力、尿不尽的症状得到明显改善，阴囊潮湿也明显缓解。根据他的情况，我把上面的方子略作调整，去掉滑石粉，增加一味杜仲，患者又服用了 10 余剂，所有的症状全部消失了。

为了巩固疗效，预防复发，我让他平时用白术 10 克泡茶喝，每天吃一把生南瓜子（25 克左右）。半年后再遇见他，得知他已康复，未再复发，体质也明显增强。

上述案例中我使用的几味药物，各有妙处。白术、苍术两药，燥湿健脾，促进脾之升清，清阳得升，湿热证之热邪才能去除；滑石粉、冬瓜子、龙胆草利湿，湿邪得除，则气机条畅；蜂房能温肾助阳，杀虫解毒，配伍红藤、蜈蚣，可以治疗湿热郁积日久所化之毒；苦参清热燥湿，针对肠道的湿邪，龙胆草清热燥湿，针对肝经的湿邪，两者相伍，湿邪之患自无留恋之处。

方中还有一味药值得注意——冬瓜子，此药升阳除湿，疗效尤佳，《中药学》上记载其功效为润肺、化痰、消痈、利水。《太氏药谱》中写道："用冬瓜子治疗肺病、肠痈在《金匮要略》中皆有记载，而冬瓜乃瓜果菜食之物，其子何能有此效？常见冬瓜子抛入猪粪坑中而不腐烂，次年凡施用猪粪之处可自然生长冬瓜。于秽浊中生长的冬瓜，其味甘淡，甚为爽口。注意观察这一现象，从中悟出冬瓜子'极善浊中生清，其子抗生力强，更属清轻之品'。根据冬瓜子升清降浊，清可去实的特点，用来治疗咳喘脓痰、肺痈、肠痈、妇科带下以及湿热病过程中出现的湿浊阻滞，都具有显著疗效。"

🎵 湿热导致的妇科疾病

患者刘某，45 岁，白带异常 3 个月，加重一周。

患者说，3 个月以前，开始出现白带异常，凝乳状，颜色偏黄，伴腥臭味，小腹坠胀，隐隐作痛。在医院进行妇科常规检查，白带白细胞（+++），子宫颈轻度糜烂。进行阴道冲洗并上药，治疗一周，症状缓解，但一周前没有明显诱因，病情再次加重，自行购买妇科千金片，服用一周，未能好转，所以寻求中医治疗。

我看她舌苔薄黄而腻，舌头上有齿痕。再一把脉，右关尺郁涩，右寸细软。初步诊断就是妇科的带下病。

处方如下：

苍 术 10克	黄 柏 10克	薏苡仁 20克	炒白术 15克
冬瓜子 20克	苦 参 5克	红 藤 15克	土茯苓 15克
生甘草 8克	怀山药 20克	黄 芪 30克	

患者服用了 10 余剂（其间配方略有增减），白带转为正常，妇科常规检查，子宫颈糜烂消失。

在这例湿热为患的带下病患者治疗过程中，我还是采用了健脾除湿升阳、清热燥湿解毒的治疗原则，并且取得了很好的疗效，当然，这其中的关键，还是除湿升阳。

🎵 湿邪导致的多种疾病，需要靠健脾来治愈

天在上，地在下；天属阳，地属阴；人体阳气居上，阴气居下。这是天地阴阳的自然规律。如果阳气受到湿邪阻滞，不能上升，而居于阴位，那么阳气与阴气相和，就会化为湿热。又因为湿性黏滞，它会进一步阻滞阳气的升发，因此湿热为患的疾病，常常迁延难愈。

如果湿热之邪聚集于皮下，遇到诱因后，通过皮肤向外而发，浸淫皮肤，就会引起顽固性皮肤病。

如果湿热之邪停留于四肢关节，就会导致关节肿大，畸形，局部出现红肿热痛。

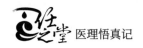

如果湿热之邪停留于肠道，那么腹痛腹泻，甚至里急后重，泻下脓血便，肛门灼热等问题就会出现，进而形成西医学所说的慢性肠炎。

如果湿邪停于肝胆经脉，形成肝经湿热证，人体就会表现为肝区胀痛，口发苦，食欲差，或皮肤发黄，眼睛发黄，小便发黄等。

如果湿邪停留于膀胱，则会形成膀胱湿热证，患者表现为尿频、尿急，涩少而痛，也就是西医学所说的急慢性膀胱炎。

如果湿邪停留于肛门，容易导致痔疮发生。

……

临床上的种种症候，很难悉数，而目前对于湿热证的治疗，西医总以炎症来论治，大量使用抗生素，湿热所化之毒虽然缓解，但湿邪仍在，湿性黏滞，阳气被阻，过不了多久，湿热又会产生，所以对于湿热为患的疾病，西医学往往没有很好的疗效。

认清病机，升阳除湿，这才是治疗湿热证的根本方法。热重者，配以清热解毒；湿重者，配以苦温燥湿；皮肤湿邪为患者，调理脾肺；肝经湿热为患者，调理肝脾；妇科带下为患者，调理脾肾，补养带脉。

前面我举了两个病例，分别是湿热导致的男科疾病和妇科疾病的治疗过程。其实不仅是男科湿热为患的疾病，妇科湿热带下、慢性盆腔炎、子宫颈糜烂等病症，可以通过利湿升阳、清热解毒的方法来治愈，而且湿热所致的肠道疾患、湿热为患的皮肤病，都可以运用此法。

理是相通的！无论患何种疾病，只要是湿热所致，健脾就是首要任务，脾脏强健，则湿去阳升，疾病自然好了一大半。

这样的患者，平时饮食上要多吃一些健脾除湿的食物，如冬瓜、薏苡仁、白茯苓、白扁豆等。而那些会生湿热的食物，如面食、甜米酒等，一定要少吃。

夏天是湿邪较重的季节，湿热型疾病容易加重，经常炖些冬瓜汤、鲫鱼汤、鸭子汤等能够除湿的汤来喝，对身体是大有裨益的。

经常有严重脚气的患者，外用内服诸药，都没有太明显的效果，主要原因就是这类患者下焦湿热过重，脚气为湿热下注所致，我建议他们长期用薏苡仁煮水喝，通常过不了几天，病情就会明显好转。

我们再回过头来看看湿衣服发热的故事，想想将衣服洗干净后挂起来晾干的过程，与中医治疗湿热证的方法是完全一致的。洗衣服的过程，就是除去脏衣服中湿毒的过程，衣服挂起来后，水湿利下，不就是除湿吗？水湿除去后，空气对流，阳气不会郁滞，自然就不会发热发酵发臭了。

医理源于生活，却高于生活，我们通过生活中的细节，感悟事物的运动变化规律，还有什么解决不了的问题呢？

当妇科炎症采用抗生素治疗几年，还是没能治愈的时候，我们不应该考虑是不是要换更高级的抗生素，而是应当考虑，这个病该不该这样治疗？是不是治疗思路出了问题？

当一个慢性前列腺炎患者，服用中药治疗三五个月还没能见效的时候，我们应该思考是不是治疗方案本身存在问题，而不是告诉患者，这个病很难治，时间长，慢慢来……

难易相辅相成，当一个看似复杂的问题摆在我们面前的时候，其实问题的背后已经准备了一个很容易的解决办法，难与易永远是同时并存的，我们要做的工作就是寻找解决问题的"易"。

向生活学习，智慧的泉水永远不会干枯。

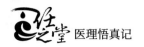

4.水管被冻的故事

——受寒的诊断与治疗

有年冬天，气温特别低，很多人家里的水管都被冻坏了，我家厨房的水管也不例外，早上起来，看着被冻得严严实实的水管，妻子一脸无奈。

我提来一瓶开水，慢慢地浇在被冻住的水管上，几分钟后，水开始慢慢地往外流，先是一滴一滴的，随后呈一条细线，然后慢慢通畅起来，但随即我发现，水管被冻裂了，水不停地往外漏。没办法，只好换一截水管了。

于是，我请来了水电工，一边看他换水管，一边和他聊天。

"没想到这冬天上冻如此厉害，好端端的水管都给冻裂了。"我感叹道。

"这不算啥，很多施工工地，因为没考虑到热胀冷缩，工程建筑都能冻坏，这个问题施工时不考虑好，甚至桥梁都可以被冻断……"

修理好水管，送走管道修理工，我便思考同工人的聊天内容，国家每年因寒冷造成的损失都不少，作为一名中医，我更关心"寒"对人体造成的伤害。中医有六淫致病一说，寒邪就是"六淫"的其中之一，它不仅对大自然有如此大的破坏力，对于我们人体来说，它也是诸多疾病的罪魁祸首。

🔥 寒性收引，身体遇冷也会收缩

管道被冻破，从中医的角度来说，就是因为"寒性收引"。

寒性收引，这是寒邪的特点。"寒则气收"，寒邪侵袭人体，可使气机收敛，腠理、经络、筋脉收缩而挛急。"如寒邪袭表，毛窍腠理闭塞，卫阳被郁不得宣泄，故见恶寒发热，无汗；寒客血脉，则气血凝滞，血脉挛缩，可见头身疼痛，脉紧；寒客经络关节，经脉拘急收引，则可见肢体屈伸不利，或厥冷不仁。"

"收引"在人体的表现可以从两个角度来理解，即横向收引和纵向收引。

"横向收引"就好比水管收缩变细了一样！人体受寒，经脉也会收引变细，影响气血的运行，出现局部经脉气血的不通，引起疼痛的表现，即所谓的不通则痛，这个很好理解。如上面所说的"寒客血脉，则气血凝滞，血脉挛缩，可见头身疼痛，脉紧"。

"纵向收引"好比一段钢材，受冻后变短了一样！人体的经脉、筋骨、肌肉等，受到寒邪的侵犯，也会收缩变短，如上面所说的"寒客经络关节，经脉拘急收引，则可见肢体屈伸不利，或厥冷不仁"。

🔥 冻疮是最常见的寒邪导致的疾病

寒邪伤人在临床上有没有呢？这样的患者常不常见呢？

有，而且非常常见！

临床上看到最多的就是冻疮，有些患者每年必生冻疮，从小到大，年年如此，其实这就是寒性收引，血脉不畅所致。

有些人会疑惑，都生活在同一个地方，为什么有的人生冻疮，有的人不生冻疮呢？

中医有句经典的话："正气存内，邪不可干；邪之所凑，其气必虚。"正气不足，才是生冻疮的根本原因。

那么这是什么样的正气不足呢？

"心主血脉"，当心脏阳气不足时，血脉运行不畅通，再受到寒邪侵犯，寒性收引，人体就容易生冻疮了。

所以冻疮的治疗要从"心"入手，"温""通"是关键。桂枝是樟科植物肉桂的干燥嫩枝，具有温通经脉、助阳化气的功效，是治疗各种冻疮不可缺少的药材。

中医经典《伤寒论》中，记载有一个治疗血虚寒厥证的药方——当归四逆汤，主要用于手脚冰凉，舌苔淡白，脉象沉细或细而欲绝的人。它的组方是当归、桂枝、芍药、细辛、通草、大枣、炙甘草。

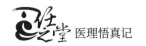

此方在配伍上，温阳与散寒并用，养血与通脉兼施，温而不燥，补而不滞，是治疗冻疮的经典处方。冻疮初起之时，因寒性凝滞收引，可见局部肌肤苍白、冷麻、疼痛；继而肿胀青紫，痒痛或起水疱，甚至溃烂；日久则组织坏死而难愈。因为血虚寒凝是此方的适应证，所以治疗手足冻疮，不论初期有无溃烂，都可以本方加减运用。

🐚 祛寒还要注意温补肾阳

寒邪伤人，除了冻疮之外，还有很多疾患，比如因受寒引起的头痛、肩周炎、强直性脊柱炎、肠道痉挛、女子痛经等。

治疗的时候，除了考虑心主血脉，我们还要考虑到肾阳，因为心与肾阳是人体阳气的源头，两者衰弱，都会引起正气不足，寒邪就容易乘虚而入。在《黄帝内经》病机十九条中有一条"诸寒收引，皆属于肾"，说的就是这个道理。

肾阳虚的患者受寒后会腰部冷痛，有的患者甚至痛得直不起腰来，其实这就是寒性收引所致，通过服用温补肾阳药物，就可以治疗。

🐚 温补肾阳的方法——服用桂附地黄丸、艾灸或TDP（特定电磁波）照射

温补肾阳的药物很多，选择什么样的合适呢？

一般情况下，肾阳虚衰的患者，服用桂附地黄丸就会有效，但如果夹有湿邪，形成寒湿腰痛，就需要在温阳的同时，配合除湿，患者可以服用独活寄生丸、天麻丸、木瓜丸等。

如果在选择药物上，不太明确该如何选用，那最好是直接用艾条熏烤受寒的腰部，用艾火来散腰部的寒邪，寒邪散尽，腰痛自然就好了。

艾条烤的时候，可以同时使用五到六根，排成一排，用细铁丝固定，然后用夹子夹起来，同时点燃这一排艾条，烤的效果就会比较好。

烤艾条虽然有效，但有一个弊端，就是燃烧时烟雾太大，熏烤时烟雾缭绕，弄得满屋子都是，因此熏烤时最好能找一个有换气扇的地方，这样烟雾就会被抽走，人待着也不会那么难受。

艾条熏烤还有一点不方便，就是它需要别人帮助，自己一个人是无法操作的。有些老人，自己手脚都不灵便了，再来给老伴烤腰部，弄不好还容易造成

烫伤，因此，对于操作不便的患者，我建议采用电烤。有一种 TDP（特定电磁波）治疗仪，又称为神灯治疗仪，现在许多医院正广泛使用，操作简单，一个人自己操作即可，而且没有污染，用它来烤腰部，散腰部的寒湿，也能起到很好的作用。

腰部受寒，寒性收引导致疼痛。这个道理明白了，治疗起来就很简单。以热治寒，寒者热之，腰痛自然就能痊愈。

🔥 脾胃受寒的表现：腹痛、腹泻

脾肾阳虚的人，服用寒凉食物后，会出现腹痛、腹泻的症状，到医院就诊，医生会告诉你，这是肠道痉挛。其实也是"寒性收引"引起的，只不过是表现在了肠道上，治疗起来也是"寒者热之"，服用散寒的药物，比如附子理中丸就可以解决问题。不愿意服药，用艾条灸神阙穴，也就是肚脐眼这个部位，烤到发热发烫，同样能起效；不愿意采用灸法的，用神灯烤也可以，一样的道理。

🔥 颈部受寒的表现：颈部僵硬

有些颈椎病患者，平时摇晃脖子时咔嚓咔嚓地响，受寒后则颈部僵硬疼痛，好像落枕了，有些患者甚至描述为背部的筋好像变短了一样，抽得紧，抽得疼。其实这就是寒性收引的表现。

水管被冻裂，我们可以很清楚地知道是天气太冷，寒邪所致，人体筋骨收缩、疼痛，却想不到是寒邪所致，有些人总以为是颈椎退行性病变，通过牵引吊脖子来治疗，但往往越吊越痛，颈部肌肉越来越僵硬，这样对抗性的治疗，并不能解决问题，散颈部的寒才是治疗的关键。

这样的患者，治疗起来其实很简单，《伤寒论》中的葛根汤，可以说是治疗颈部受寒引起疼痛不适的特效方，组方为葛根、麻黄、桂枝、芍药、甘草、生姜、大枣。

方中麻黄能够升高血压，加快心率，因此高血压、心脏病患者使用此方时，要将麻黄去掉，如果怕风、无汗，可以换成荆芥，这样解表之力不减，而升高血压、加快心率的副作用也没有了。

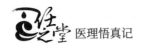

肩背受寒的表现：肩周炎

临床上有些小肠偏寒的人，小肠经脉不是很畅通，手太阳小肠经在肩背部绕行，如果稍稍受寒，经脉因寒而收引，气血就会不通，人首先会感到肩背部疼痛，特别是手臂外后侧，但肩关节的外展、上抬、内收等活动都不受限制，这是初期的表现。如果病情迁延日久，局部经脉长期不畅，再加上肩关节的活动减少，缺乏锻炼，就会导致肌肉粘连，最终形成肩周炎，也就是肩凝证，关节活动就会受限。

肩背部疼痛只是表象，内在的气血不足、肠道寒邪偏重、经络不通畅，才是发病的关键。

治疗上，可以先服用麻黄汤或者两片复方阿司匹林（胃病患者不宜）发发汗，散去体表之寒，疏通经络，等症状缓解后，再从小肠经入手，散去肠道寒邪（服用附子理中丸），才是彻底治愈的关键。

这样的患者，平时从饮食上要避免贪凉，多吃温性的食物。睡觉时一定要注意肩背部的保暖。已经出现关节活动受限时，更要加强锻炼，将粘连的肌肉拉开，这样肩周炎才能彻底痊愈。

女性小腹受寒的表现：妇科疾患

女性月经期间，如果小腹受寒，影响了气血运行，就会表现为痛经。这也是"寒性收引"，只是表现在小腹，表现在子宫而已。如何治疗呢？

痛经的女性都知道，每次痛经时用热水袋暖一暖，就舒服多了，这就是"寒者热之"最简单的实践，用热水袋有效，用艾条熏烤自然也有效，用治疗仪电烤也自然有效！服用温性的药物呢？

许多痛经患者找中医大夫看病，中医开的方子大多以桃红四物汤加减，有没有效呢？有效！桃仁、红花这些活血化瘀的药物用上，血脉通畅了，自然疼痛好转。但寒邪不散尽，下次月经依旧会痛，而且子宫内长期寒邪偏重，还容易长子宫肌瘤。其实治疗痛经最好的药物不是活血的药物，而是温经的药物，温性的药物用上，把子宫的寒邪除掉，痛经自然就好了。

有一种中成药，名为艾附暖宫丸，组方为艾叶（炭）、香附（醋制）、吴茱萸（制）、肉桂、当归、川芎、白芍（酒炒）、地黄、黄芪（蜜炙）、续断。它的主要功能是理气养血、暖宫调经，用于血虚气滞、下焦虚寒所致的月经不调、痛经，对于经期后错、经量少、有血块、小腹疼痛、月经时小腹冷痛喜热、腰膝酸痛等症状最为有效。平时服用此药，连续服用一段时间，大多数痛经都可以得到治愈。

有些人小腹受凉后，出现肚子发胀，总想小便，但每次上厕所却又不多，在医院做 B 超检查，会发现盆腔有少量积液，有些医生认为这是炎症，需要抗生素治疗。其实在我看来，这是寒性收引表现在三焦上的缘故。

三焦是人体肠道外的油网，上下连接着五脏六腑，这一点在《医学衷中参西录》中谈得比较详细。三焦主水道，人体水液的代谢，与它的关系最为密切，当小腹受寒之后，膀胱周围的油网因寒而收缩，水道不利，水液就会积蓄下来，所以 B 超上看，盆腔会有少量积液。看到的是水，看不到的是寒啊！患者不适的罪魁祸首，就是寒邪，因其收引之性，故而得病。

治疗起来，散寒即可。这样的患者，只需用 30 克左右的小茴香煎水，分两次内服，散寒行气，几个小时就能治愈。

前面通过放孔明灯的故事，我们知道了"火性炎上"，在这一章，我们通过水管被冻的故事，知道了"寒性收引"。有些人可能会问："我总感到心里燥热，头面部上火，我知道这是火性炎上，但我又感到腰以下发凉，这是为什么呢？难道寒性趋下？"

这属于"上热下寒"，这样的患者临床上很多，为了说明这个问题，我们来看另外一个故事：吹空调的故事。

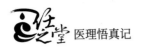

5.吹空调的故事

——寒热不调证的诊断与治疗

夏天天气热了，到酒店吃饭，酒店就会开空调，凉凉的风由上向下吹，很快就感到一身的凉爽。

有个小朋友问我，为什么空调都装在屋子上方，而不是放在地板上？

我说："冷空气重，要往下面走，热空气轻，要往上面走，上面吹冷空气，冷热之间上下对流，很快整个屋子都凉快了。"

"什么是对流？"

"就是热空气向上升，冷空气向下流。这种相对的运动，就是对流啊！"

小朋友若有所思地点了点头。

吃饭时彼此敬酒，有个朋友却一点也不喝，我问身体咋了。

朋友说："只要一喝冰镇啤酒，必然会拉肚子！"

我说："你肠道有寒，是不能喝凉的东西！"

"但我又感到胸中燥热，总想喝点冷的东西，喝点心里就踏实了，不烦躁了！"

"这是上热下寒，上面心火重，下面肾阳虚，肠道有寒啊！"

"上热下寒？人体为什么不能寒热对流呢？"刚才问问题的小朋友问我。

是啊，人体内也应该寒热对流才是。只有寒热之间形成对流，热的地方才不会长期上火，寒的地方也不会长期寒凉！小朋友的一句话，让我沉思了很久，也明白了人体寒热错杂的病机。

🔥 老寒腿、拉肚子、女性痛经，都可能是体内寒热不调造成的

在人体，心脏属离卦，主火，就好比天上的太阳；肾脏属坎卦，主水，好比地上的河流。

夏天天气炎热时，人站在河边，会感到丝丝凉意，这是为什么呢？因为水分被太阳照射蒸发，能吸收一部分热量，所以人会感到凉爽。在人体中，也是如此，正常情况下，肾水借肝气的升发，向上升腾，来济心火，人就不会感到心火亢盛，心情烦躁。但是当肾水亏虚时，心火没有肾水的制约，就会亢盛，人就会心烦，想吃冷的东西，凉的东西。

夏天我们游泳时可以感受到水温比冬天暖和，这是因为太阳光的照射使水温升高了，地下的井水因为没有太阳光的照射，所以还是凉丝丝的。在我们人体也是这样，心火通过胃气的下降和肺气的敛降，能够下行入肾，我们下半身就会感到暖和；如果心火不能够下移，我们人体的下半身就会感到寒冷，吃凉东西就会不舒服，就会拉肚子，就会双腿发凉。女性朋友还会月经不调、痛经。

想明白这些道理，我们治疗上热下寒的疾病就会有办法了，就好比将井水放到太阳下晒晒一样，只要将人体的心火向下引，暖暖肾水，自然就能使下面暖和起来。

我曾经治疗过这样一位患者，35 岁，痛经 3 年，每次来月经都是小腹疼痛、发凉，疼痛厉害时面色苍白，身体出冷汗，几乎晕厥。服用桃仁、红花、益母草、当归、延胡索等活血化瘀的药无数，服药当月病情稍稍缓解，可下次来月经依然疼痛。平时心情烦躁，焦躁不安，特别喜欢吃冷饮，据她自己说吃冷饮后才感觉心中稍稍平静。

我采用附子、艾叶、小茴香、紫石英温暖下焦，用栀子、生地黄清理上焦，同时配以川牛膝引心火下行济肾寒，柴胡升发肝气，引肾水来济心火；最后再用当归尾、延胡索化瘀止痛，调理一周就治好了。半年后再见到她，她说一直没有复发，心中烦躁也大为好转。

这个患者的治疗，就是采用了引火下行，寒热对流的办法。

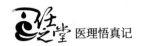

🍐 寒热失调时，不仅是补肾阳，更要调理肝肺胃三脏

人体的疾病，在自然界中都能找到对应的治疗法则。

许多患者长期腰腿发凉，看中医，中医就会告诉他："你肾阳虚，体内寒湿重，要吃补肾火、散寒除湿的药物！"

这样的药物一吃就见效，可吃完了过不了多久，又寒了！再吃，又过不了几天，又寒了！治病就像在搞拉锯战，没完没了，这是为什么？因为人体的寒就这么多！

这个问题想通了，身体的寒就算彻底治好了！想不通，就会永远处在补火散寒的拉锯战之中！

前面我讲过，人体下半身的寒是需要肾阳来暖的，而肾阳的来源则是心火！

生活中有句话我们都知道，就是"救急不救贫"，贫穷不是一时的救济能解决问题的，脱贫才是关键！让贫穷的人自身有能力创造财富，这样才能脱贫！

"授人以渔"远比"授人以鱼"重要！

补肾阳可以祛下焦虚寒，这是不容置疑的，但如何使自己的肾阳不易虚衰，是很有学问的。

我们都知道，在自然界中，火往上烧，水向下流，这是事物的特性，所以人体最容易出现的也是火向上冲，寒向下渗。要想使自己的下焦寒邪不重，就得使水向上流，火向下移。

水向上需要肝气的升发，所以人体要心情舒畅，需要亲近大自然，借大自然树木的条达之性，使自身的肝气保持舒畅，这样肾水才能上济心火，心情才能不焦躁；同时少熬夜，熬夜容易伤及人体的肾阴，肾阴伤了，不足了，肝气再条达也没有用，也无法济心火。

火向下移需要借肺胃之气的下降力量。很多时候，我们饮食不规律，心浮气躁，均会影响心气的下移，不能下交于肾。

"圣人之心如珠在渊，常人之心如瓢在水！"

可以看看凡气定神闲之人，很少会出现上焦火重，因为上焦的火被肺气收敛，向下移行，温暖肾水了，充养肾阳了。

🔥 辛辣食物要少吃，酸味食物要多吃

五味养五脏，饮食之味过偏，也会影响人体气机的升降，寒热的对流。

比如辛味入肺，吃多了辛辣的食物，会导致肺气宣发过度，影响心火的下行。同时按照五行相克理论，肺属金，肝属木，金能克木。吃多了辛辣的食物，导致肺金过亢，克制肝木，肝木的条达之性受到抑制，也会阻止肾水上达济心火，所以吃多了辛辣的食物，不仅影响心火下移，同时也影响肾水的上升。

这样的患者很多，经常咽喉肿痛，同时经常出现腰酸腿软的现象，通过服用小柴胡颗粒，配六味地黄丸，就能缓解病情。

小柴胡颗粒是汉代名医张仲景的小柴胡汤采用现代工艺加工而成的，作用是疏肝和胃，也就是借柴胡升发肝气，借半夏降胃气，这一升一降，人体逆乱的气机就得到了恢复。心火就会借胃气的下行入肾，暖肾水。服用六味地黄丸补养肾水，借肝气升发，上济心火。

药物治疗虽能取得一时之效，但生活习惯不改变，则永远难以治愈。农村有一句土话："病号不忌嘴，大夫跑断腿！"说的就是这个理。

辛辣之物的作用是发散，酸味的作用是收敛，因此，如果特别爱吃辣味的人，平时不妨多吃点酸味食物，借用酸味来收敛肺气，这样对身体是有利的。

🔥 两个食疗方：薄荷枇杷饮、薄荷杏仁粥

对于心火亢于上，肾水亏于下，心肾不交、寒热不调的患者，除了吃药，还有没有其他的办法？

薄荷枇杷饮

我给大家说一个泡茶喝的药方：薄荷枇杷饮。

薄 荷 10克	生枇杷叶 10克	红 糖 少许

这里的薄荷能够疏肝理气，如同春风拂柳，促进肝气的升发。肝气条达了，肾水就能借此上济心火，心火得济，人就不会感到烦躁难耐。枇杷叶降肺胃之气，胃气下行，肺气敛降，心火就能下交于肾，肾水得心火温阳，自然就不会

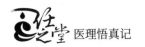
过寒。红糖味甘，既能调和药性，又能中和薄荷的凉性，这样药方不寒不热，中正平和，升降相随，可以常服。

薄荷杏仁粥

对于平时不愿意喝茶的人，也可以煮薄荷杏仁粥来喝。

苦杏仁 10克	粳米 100克	新鲜薄荷叶 10片

先将苦杏仁研成粉末状，待粳米煮稠后，放入杏仁粉再继续煮沸，然后放入洗净切碎的薄荷叶，搅拌均匀即成。每天喝一次。

这里面的苦杏仁能够收敛肺气，薄荷能够升发肝气，一升一敛，则心肾相交，不仅能缓解上热下寒证，对于保养皮肤、疏解肝气、预防抑郁也有好处（因为杏仁具有润白肌肤的功效，薄荷具有疏肝解郁的功效）。

不过，因为杏仁中含有少量的苦杏仁苷，吃多了对身体有害，所以成年人每天的摄取量不宜超过10克。

调息静坐是战胜寒热不调的重要方法

养生是一门大学问，我们只要明白了其中的道理，那方法就有很多了。下面我介绍一种非常简单的办法，只要坚持练习一段时间，大多数上热下寒的病机都会转化，心情也会慢慢平静下来。

身体正直坐好，双腿自然下垂，慢慢吸气，慢慢呼气。呼气时想着你的两个膝盖，感到体内有股热量慢慢向下移动，这样持续10来分钟后，你就会感到膝盖发热，有关节炎的人，还会感到膝关节很舒服，在向外散凉气。痛经的女性患者，平时经常这样练习，也会感到小腹部慢慢发热，痛经也就慢慢好了。

大家可能会问，这是什么原理？

其实这就是通过调整呼吸，通过肺的敛降，将人体的心火向下引导，用自身的热来驱散自身的寒。它不仅仅是治病，更是强身健体的妙招，因为这个简单的动作，既驱散下焦的寒，又通过心火的下移，补养了亏虚的肾阳，肾阳不亏虚了，下焦自然就不寒了。

通过这样的练习，心火下移之后，浮躁的心情可以平静下来，不仅治疗了疾病，人的心境也会慢慢发生改变；处事心态发生变化，就不会心浮气躁了，看问题也会长远一些，正如诸葛亮在给他儿子诸葛瞻的《诫子书》中写道的：
"非淡泊无以明志，非宁静无以致远！"

心静了，思想就远大了！

🔥 金鸡独立，启动人体小空调

有些人，长期心情急躁，让他练习这种静功，一时可能无法适应，可能也找不到感觉，还有没有其他的办法呢？这类人可以采用"金鸡独立"的办法。

所谓金鸡独立，就是一只脚站立，另一只脚抬起，双手自然下垂，双目轻闭，站立3～5分钟，一脚站毕，换另一只脚，每天两次即可。

金鸡独立为什么能促进人体寒热对流？

如果你自己亲自站立几次，你就会发现，一只脚站立时人体容易出现不平衡，这就要求人的思想集中到小腿和脚的部位，为了保持"金鸡独立"的姿势，人体的能量会向下转移，心火就能下交于肾水，从而达到保健的目的！

不仅心肾不交的人可以练习，肝阳上亢，血压升高，头胀头昏的人，经常腰酸腿软的患者也可以练习，为什么呢？

气血下行，人体下焦就会得到补养，肝阳上亢就会得到抑制，肾虚也会好转！

曾经有位患者头昏头痛，血压基本正常，西医诊断是脑供血不足，静脉给药，使用丹参注射液一周，丝毫无效，病情不仅没有好转，反而加重。找到我后，通过切脉发现气血向上涌，属下焦肝肾亏虚，虚火上冲所致，我建议他服用中药，可对方不太相信，于是我让他采用金鸡独立的办法，每脚站立半小时。他练习后当晚头痛大减，练习一周后，病情好转了八九成，而且腰酸的毛病也好了很多！

上面谈到的这些都是"术"，也就是治病的方法，方法有很多种，但必须明白方法背后的意义，指导思想是什么，疾病的病机是什么。

"术有千万，理为第一。"明白了理，很多方法都可以解决问题。

有些患者可能会问，膝关节痛，按照上面的方法练习了，稍稍舒服点，但还是疼得很厉害，关节屈伸都有困难，这是为什么？

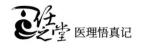

　　这涉及筋的问题，下面我们通过另外一个小故事：做弓箭的故事，来谈谈关于筋的病变该如何治疗！

　　永远要相信一句话，任何疾病的产生，在我们的生活中一定能找到对应的治疗法则！

6. 做弓箭的故事

——筋骨疾病的诊断与治疗

去年的一天，邻居小孩拿来一根细竹棍，要我帮忙做个弓。这是很容易办的事情，小时候经常玩自制的弓箭。于是我找来一根细绳，拴上竹棍的一端，拉紧后再拴在已经弯了的竹棍的另一端，然后稍稍修理竹棍不光滑的地方，一个弓就成了！

小家伙高高兴兴地找细棍当箭，开始玩了起来！

没一会儿弓拉断了，他又找来一根细竹棍，要我再做弓。于是我又做了一个，闲着没事，就在一旁看着他玩。

小家伙使出最大的力气拉弓，眼看又要断了，我立即阻止："弓不能这样拉，超过限度就会拉断的！"我一边说，一边示范。

"余大夫，来患者了！"正在这时，药房的伙计喊我了。

我放下弓箭，回到诊室。来看病的是个老病号，切脉后发现他左关郁塞，右尺沉细，我问患者，吃荤油恶心吗？患者摇头。我说，你的膝关节出了问题，走几步让我看看！

患者很费力地站起来，走路时有点跛。患者说医院拍片了，认为是膝关节退行性病变，是老年病，治不好，也就没有治疗。以前不怎么疼，情况还好，就这两天开始疼了，还关节僵硬。

我用手活动患者的膝关节，左膝关节活动明显受限。我一时陷入沉思，如何寻求良策？

🔥 明明是筋出问题，却常常是骨头代为受过

屋外邻居小孩仍在玩拉弓射箭，看着他欢笑的脸庞和手中时紧时松的弦，

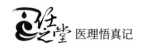

我忽然明白了一个道理：膝关节僵硬、疼痛，并不一定是骨头的病变，也可能是关节四周的肌腱收缩，使关节活动空间变小，才出现活动受限、僵硬、疼痛等一系列症状。

这个患者的骨质增生不是一日形成的，但多少年都不疼，是什么原因导致突然出现疼痛？现在疼痛为什么不找肌腱的责任，而非要找骨头的问题？

就好像邻居小孩玩的弓箭，弦拉得太厉害，弓自然就断了，只有弦的松紧合适，拉的力度合适，弓才不会断啊！

看来只要让患者的肌腱稍稍舒张，给关节一点活动的空间，疼痛应该就会缓解。

想到这些，我便在患者膝关节上下肌腱的附着点扎针，然后拔火罐，10分钟后，患者关节活动轻松不少。配合针灸，我又开了如下药方：

| 白　芍 30克 | 甘　草 30克 | 怀牛膝 15克 | 鸡血藤 20克 |
| 延胡索 15克 | 当　归 20克 | | |

用白芍配甘草，酸甘化阴，缓急止痛，用牛膝引药效到达膝关节，鸡血藤通络止痛，延胡索活血止痛。许多人可能不理解，为什么要用当归？当归补血、养血、活血，与膝关节疼痛好像不沾边？

中医有句古话："肝主筋，膝为筋之府。"肝脏才是膝关节真正的老板，下面员工出了问题，自然要找老板了。当归养肝血，肝血足了，筋自然得到滋养，才能柔韧有力，不会挛缩，所以这里的当归很重要！

第三天，患者反馈说："吃完一剂药，关节疼痛就好得差不多了，中药见效也很快啊！"

后来碰到一个搞小针刀的朋友，他告诉我，很多关节病变并非骨头的问题，而是肌腱、韧带的问题，骨头只是代人受过。在肌腱附着点采用小针刀稍稍松解，患者很快就好了。

中医时常讲，治病必求于本，这里的本该如何寻求，我们通常看到的是不是本？西医诊断的膝关节退行性病变是不是本？

没想到，无心地做弓箭，却丰富了我治疗关节疼痛的经验！

🍶 筋柔骨痛消

有了这次的经历，在治疗关节病变的时候，我的思路就开阔了不少。

患者刘某，女，42岁。双膝关节疼痛一个月，上楼梯还可以勉强，下楼梯时则需要人搀扶，服用芬必得也不一定能缓解，在三甲医院就诊，医生诊断是膝关节退行性病变。医院专家说，你这病没办法治好，只能吃点止痛药了。

经熟人介绍，患者到我这里就诊，就诊时还需人搀扶进门。切脉，左关郁塞如豆，六脉弦硬而细。于是我告诉患者，你膝关节的筋收缩得太厉害，导致关节僵硬，活动受限，骨质增生不是一天形成的，而最近病情的加重主要是与筋有关，只要让绷紧的筋舒展开来，病情就会好转。

患者将信将疑，我于是开了3剂药：

| 白 芍 30克 | 熟地黄 30克 | 麦 冬 30克 | 炒酸枣仁 30克 |
| 巴戟天 30克 | 当 归 15克 | 鸡血藤 30克 | 怀牛膝 15克 |

患者服用3天，膝关节舒展自如，不再僵硬，只是下楼梯时仍有不适，我让她把上面的方子再继续服用一周。一个月后，她介绍新患者过来，说自己服用10剂，膝关节就彻底治愈，非常感谢。

🍶 衰老≠不健康

随着年龄的增长，人体骨质会变得疏松，骨头也会变形。这个变化是一个缓慢的过程，人体也在慢慢适应其变化，这是正常的生理衰老过程、代偿的过程，它并不影响人体的正常活动。

但当一些特定的外因产生作用后，这种慢慢形成的代偿性就会被打破，以致形成新的疾病。新的疾病治疗起来是很难的，而纠正这种代偿的原因，疾病就可以缓解。

我们不可能让一个80岁的驼背老人变得像年轻人一样腰背挺直，我们也没必要这么做，但我们可以解决变形的脊椎在受凉后产生的疼痛，这才是治疗的目的！

做弓箭的感悟不仅仅让我感受到筋病变的重要性，同时也让我感悟到认识人体疾病不是那么单纯，治疗疾病也不是一味追求完美，而是要在病态中追寻一种新的平衡，符合自然之道。

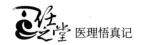

治病是对疾病的感悟，也是对自己身体的感悟。在与疾病进行对抗的过程中，我们可以采用很多种方法，面对面的作战是一种方法，迂回作战也是一种方法。《孙子兵法》云："凡战者，以正合，以奇胜。"治疗疾病也是如此。当我们生病的时候，应当用一种平和的心态来看待，身体衰老是自然规律，悖逆自然规律是不可能的，我们所做的只是在顺应这种规律的前提下，保养慢慢衰退的身体。不同年龄段，对疾病的处理方法不尽相同，试看八九十岁的老人，他们有几个没有骨质增生呢？虽然骨质增生不能治愈，但只要能在这种代偿性的病变中，保持一种平衡，找到适应自己的锻炼方法，也就可以舒舒服服地过完一生，而不是放弃或者矫枉过正，违背自然本身的规律。

压腿拉筋，适应生命本身的规律

记得读书的时候，体育老师经常要求我们压腿，当时我没有在意这压腿的好处，现在看到了筋对人体的重要作用，我也慢慢开始坚持压腿了。压腿的过程就是拉筋的过程，只有将腿部的筋拉开，人体的关节才有弹性，才能接受外界的冲击，才不容易生病。

在我读大学期间，流行打盘静坐，我也参与过。刚开始只能打散盘，一周后开始打单盘，每次打 20 分钟的单盘后，双脚都感到发麻，膝关节疼痛，要休息几分钟才能下地行走，看到室友的坚持，我也没有轻易放弃。后来练习 10 来天，打单盘几乎没什么感觉了，就开始打双盘，打盘时双膝的韧带是处于拉伸状态的，类似于压腿的锻炼，当时没有多想打盘的好处，只是体会打盘时的心境。坚持一个月后，我慢慢感觉到打盘的好处了，因为走路时腿感到非常轻松，上楼梯时三步并一步也不觉得费劲。这些都是打盘的结果，也是一种锻炼筋的方法。

养筋还需养筋汤

前面的两个案例告诉我们，膝关节退行性病变导致的关节僵硬疼痛、屈伸不利，其病位在筋，而不在骨，治疗的重点是筋，针对骨头采取的治疗是起不到作用的。

古代虽然没有"膝关节退行性病变"这个名词，但医书上早就记载了"肝肾不足，筋缩不伸，卧床呻吟，不能举步"的治疗方法，《辨证录》卷八讲到一个妙方——养筋汤，就是治疗这种疾病的经典药方。养筋汤中包含这几味药：白芍、熟地黄、麦冬、炒枣仁、巴戟天，它的功用就是补肾养心，滋肝舒筋。对于肝肾不足，心阴亦虚，筋缩不伸，卧床呻吟，不能举步，遍身疼痛，手臂酸麻等症状，疗效显著，号称"一剂筋少舒，四剂筋大舒，十剂疼痛、酸麻之症尽除"。

🔥 吃筋养筋，以形补形

或许有人会说，中药太难喝了，有没有不那么难喝，又能治病的东西呢，最好是平常吃的食物？

药食同源！只要明白了膝关节退行性病变出现关节活动受限是由于筋出毛病导致的，问题就好办了。

中医有"以形补形"之说，通过服用动物的筋就可以起到濡养人体之筋的作用。动物的筋有哪些呢？我们通常吃的牛蹄筋、羊蹄筋、鸡爪、猪脚等，都是含筋丰富的食物，平时多食用这类食物，对人体是很有好处的，尤其是老年患者，以筋养筋，可以预防"筋缩不伸，不能举步"。

临床上通过养筋汤治疗外，还可以采用鹿筋来调理，鹿筋能强筋壮骨、养血通络、生精益髓，主治劳损、跌打损伤，大壮筋骨，补阳气；对久患风湿、关节痛、腰脊疼痛、筋骨疲乏或软弱无力、步履艰难、手足无力、手脚抽筋、跌打劳损、筋骨酸痛等疗效显著。

鹿筋如何食用呢？我推荐一款"凤足炖鹿筋"。

原料：干鹿筋 100 克，肥鸡脚 200 克，火腿片 25 克，蘑菇片 50 克。料酒、精盐、味精、葱段、姜片、鸡汤各适量。

制作方法：

（1）鹿筋先用冷水洗净捞起，盛入瓦钵内，加入沸水浸泡至水冷后，再换沸水。反复换沸水多次，待鹿筋涨发后才能使用（约两天）。然后把鹿筋修净，切成手指条，下锅加姜、葱、料酒、清水，将鹿筋煨透后取出，放入炖盅内。

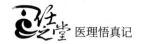

（2）鸡脚用水烫透，脱去黄皮衣，斩去爪尖，拆去大骨，下沸水焯一下，捞出洗净放炖盅内，面上放火腿片、蘑菇，加入鸡汤、料酒、姜、葱，上笼蒸至鹿筋熟烂，滗出原汁加入味精、精盐搅匀倒入盅内，再上笼蒸约半小时取出即成。

此菜中鹿筋与鸡爪均有强筋壮骨的作用，作为药膳，它还具有补气养血、滋阴填精、强筋骨、壮腰膝的功效，适用于精血不足、食少羸瘦、病后体虚、产后血虚以及腰膝酸痛、伸屈不利，或风湿关节痹痛，或肾精亏虚等患者食用。

还有人问，有没有不用吃药，也不需要食补的办法呢？也有！现在流行的拉筋，其实就是一种治疗办法，通过拉伸练习，将筋拉得长一点，关节活动空间就大些，也就不那么疼了。不会拉筋的朋友，通过练习打盘也可以。老年人打盘时，需要循序渐进，刚开始最好打散盘，练习一段时间后，可以打单盘，单盘练习一段时间后，再打双盘。打盘之后，膝关节的筋会被拉开，关节活动空间变大，关节僵硬的情况就会缓解。

膝关节退行性病变可以通过上述的办法得到治疗，其他部位的关节退行性病变也是可以如此治疗的，只要是涉及筋的问题都可以使用上述方法。

有患者问我："大夫，我的后脚跟痛，在医院拍片子后确诊为骨刺，西医建议我开刀做手术，但他们也不能保证手术后不复发。你说咋办？我一个80多岁的人了，开上一刀，还不能根治，有没有必要开刀呢？"这个问题要解决，就得从骨刺的角度来分析，再寻求筋的问题。

下面我们再看看另外一个小故事：吃鱼的故事。通过这个故事我们了解跟骨骨刺的治疗。

7. 吃鱼的故事
——骨刺的诊断与治疗

小时候家门前有一条小河，河里有很多鱼，于是只要有空，我就喜欢捕鱼，捕鱼就有鱼吃，有鱼吃就会出现鱼刺卡喉的情形。

记得每次卡喉，家里人就让我喝些醋，说醋可以软化鱼刺。

每次卡喉，每次都喝醋，但效果却很一般，因为总要拖上一天半天才好。

后来太爷告诉我，让我用威灵仙一小把，再加上半碗醋煮水喝，说这样可以化鱼刺。

我按照这个方法试验过几次，效果的确很好。将煎好的药汁慢慢下咽，慢慢地软化鱼刺，一般十几分钟就搞定了。

从医后，遇到鱼刺卡喉的患者，我也经常给他们介绍这个方法，只要鱼刺不大，通过这个办法都能见效。

🔥 内外兼治除骨刺

我一直在想，鱼刺可以软化，那么人体的骨质增生形成的骨刺，是否也可以软化？

患者李某，女性，75岁，足跟疼痛月余。她说后脚跟一着地就疼，严重影响走路。在三甲医院做 X 线检查，发现是跟骨长了骨刺，医生建议她手术切除。患者抱着试试看的心理找到我，希望通过中药治疗来解决骨刺的问题。思考片刻后，我给患者开了方子：

威灵仙 100克	红　花 30克	陈　醋 250克

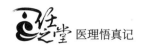

将威灵仙、红花加水煮半小时，取药汁 1000 毫升，加入陈醋 250 克，然后用此药水泡脚 15 分钟，泡完后药汁不要倒掉，8 小时后再泡一次。每天泡两次，连泡 7 天。药汁每两天更换一次。

患者使用 5 天后，就可以下地走路，疼痛明显缓解，但负重物时仍有痛感，泡完 7 天后，症状基本消失了。

随后我建议患者每天再用淫羊藿 30 克煎水后送服六味地黄丸，连用 10 天，以巩固疗效。

也许有人困惑，前面用威灵仙、红花加醋泡脚可以理解，后面为什么还要用淫羊藿 30 克煎水后送服六味地黄丸？

这里面也是有学问的。

骨刺由骨质所化生。在人体，肾是主骨的，也就是说人体的所有骨头都是归肾来管理的。而肾的另一个功能是主封藏，如果肾虚，则封藏能力不够，骨髓外溢，形成"髓溢证"，也就是西医学所说的骨质增生。

那么如何来抑制这种情况的加重呢？很简单，补肾！补肾之后，增强了肾的封藏能力，髓溢就不会继续加重，就能解决问题了，运用淫羊藿加六味地黄丸就是这个目的！

外用药物泡脚可以软化骨刺，这是治标；内服药物控制髓溢就是治本，标本结合，患者才能好得更快。

补肾还能治疗腰椎间盘突出症

前面谈到了肾虚，肾的封藏力不足，出现髓溢证，导致骨刺。或许有的人会问，肾虚之后，除了骨刺之外，还有没有可能出现其他的病变？

"肾主骨"，人体所有骨骼方面的疾病，都与肾有关！

有一次同一些西医的朋友在一起吃饭，大家谈到颈椎病该如何治疗，席间有人问我："你们中医是如何看待这个问题的？"

我说："肾虚引起的！"

大家哄堂大笑，在西医的思想中，好像肾虚总与纵欲过度有关！

其实肾虚并不一定是纵欲过度引起的，长期从事特定的工作也会伤肾，比如经常站立的教师，《黄帝内经》说"久立伤骨"。经常开车的司机，经常熬夜打麻将的人，都容易伤肾。

伤肾之后，人体的肾精不足，就会出现腰膝酸软的症状，此时如果再负重物，或长时间坐立姿势不当，就会出现椎间盘突出！

对于腰椎间盘突出的患者，可以通过牵引使椎间盘间隙增加，进而让突出的椎间盘缩回，这样临床症状可以得到缓解，但过不了多久问题还会复发。

有的患者甚至采用手术疗法，将突出的椎间盘切掉，但不久后发现，切了三、四腰椎突出的椎间盘，四、五腰椎椎间盘又突出了；四、五腰椎突出的椎间盘切了，没过多久，二、三腰椎椎间盘又突出了！治疗总是在疾病后面跟着跑。

这是为什么？因为患者肾虚的病机没有转变，饮食生活习惯没有改变，所采用的治疗方法只是治标，全都没能从根本上解决问题。

临床上，我采用中药内服加药物外敷的方法，治疗腰椎间盘突出无数例，均取得较好的疗效，其实治疗的思路很简单，就是从肾入手。

腰椎间盘突出的患者，如果再伴有左右尺部脉沉细微弱，舌根发白的症状，就必须以补肾壮腰为主，配合使用活血止痛、散寒除湿、疏经活络的药物。

我经常使用的药物如下。

黄芪：通过补肺气来补肾，取"虚则补其母"之意。

杏仁：入肺，性苦降，使肺之精微下输于肾。

附子、菟丝子、鹿衔草：补肾火、养肾精。

熟地黄、锁阳、怀山药：补肾阴。

黑豆、莱菔子：利湿化痰，消除神经根水肿。

杜仲、怀牛膝：使药，引药入腰。

三棱、莪术、鸡血藤：活血通络止痛。

用这个方子，通常 5 剂见效，10 剂就好得差不多了。

临床上，疼痛较重的患者，可配上马钱子；腿麻较重的患者，则需配伍猪鞭，这样才能很快取效。

🔥 补肾的食疗方法

总是有人不喜欢吃药。他们会问，除了吃药，有没有食物可以起到补肾封髓的作用？

下面，我再介绍一种补肾的食疗方法：杜仲枸杞腰花汤。

原料：杜仲 30 克，枸杞 20 克，猪腰 1 对，冬笋肉 50 克，花生油 50 毫升，鲜汤 1000 毫升，料酒、精盐、酱油、味精、胡椒粉、葱白各适量。

做法：杜仲洗净，用纱布袋扎好。猪腰去掉外膜，剖开两片，去臊腺，在里面切十字花刀，再分切成小方块，用清水浸泡，洗净，洒上料酒稍腌。冬笋去外壳，取笋肉切成小薄片，加盐炒熟。

砂锅置武火上，放入鲜汤、冬笋、枸杞、杜仲纱布袋，煮沸 30 分钟，去杜仲。将清水和盐在另一锅内煮沸，下腰花汆热，再放入料酒。将汆热的腰花捞入砂锅汤内，文火慢炖至香熟时加入胡椒粉、味精、酱油、葱白调味即成。

此汤补肾强腰，对于肾虚引起的腰椎间盘突出症、骨质增生、腰肌劳损均有很好的调理作用。

🦴 肾虚伤骨的人忌饮食过咸

许多疾病通过饮食的调理，往往都能起效。五味之中，咸味入肾。咸味的药物或食物最容易作用于肾。咸味适度可以养肾，过咸则伤肾。对于已经出现肾虚症状，出现骨刺、骨质增生的患者，在饮食上一定不要吃太多太咸的食物，否则只会加重病情，于身体不利。

正所谓"水能载舟，亦能覆舟"，肾虚会导致骨质疏松。许多老人经常腿抽筋，找医生看病时，大多诊断为骨质疏松症，俗话就是缺钙，于是治疗上针对缺钙采取最直接的办法——补钙。

补钙有没有效果呢？部分患者有效果，但只要一停药，腿马上又抽筋。

这类患者经常问我，难道钙片要吃到死？吃到进棺材？

人体是一个很精密的系统，如果天天吃钙片来维持，说明治疗方法是有问题的！为了说明这个问题，让我们来看看下一个故事：蓄水塘的故事。

8. 蓄水塘的故事

——进补的学问

农村种水稻，总会在一片水田的上方挖一个水塘，下雨的时候，水塘就会将雨水收集起来，蓄上满满的一塘水，待天气炎热，长期不下雨时，农民就会开闸放水，浇灌下方的田地。

我的老家道云岭也是如此，在水田的上方，依山而建，挖了一个大的水塘。每次去稻田里看庄稼的长势，父亲总要到蓄水塘看一看，每每看到满满的一池塘水，父亲总会感到很满意，因为有这满满的一池塘水，今年的收成就有了保障。

有一年，我随父亲一同到田里看庄稼的长势，当转到水塘边时，父亲疑惑地停了下来，我问他："有问题吗？"

父亲说："最近雨水下得多，池塘早应该是满满的了，为啥现在还是半池塘水？这里面一定有漏洞！"

于是我和父亲跳进水塘中，用脚探查有没有漏水的地方，果然不出父亲所料，我们找到了两个鸡蛋大小的洞。父亲把大小合适的石子塞进洞内，然后用泥巴糊上。反复确认不漏水后，我们才回家。回家的路上，父亲说了好几遍，今天幸亏到池塘看了看，不然就麻烦了！我非常清楚，如果这池塘的水漏光，将意味着什么！

🔥 缺钙时，真的要补钙吗

补钙不如补漏洞

多年后，每当遇到缺钙的患者，虽然长期补钙，但只要一停药腿就抽筋时，我就会想起当年同父亲一道堵漏洞的情形。池塘底有漏洞，下再多的雨，雨水也装不满池塘。

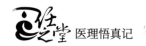

其实缺钙的患者也是如此，人体内的所有钙就像这一池塘水，当我们天天吃钙片，但还是缺钙时，我们就应该想想，是不是人体这个"装钙的池塘"也在漏水？如果是真的，那我们吃再多的钙也经不住漏啊！

治疗缺钙，最主要的不是补钙，而是减少"漏钙"，因为我们每天的食物中都含有钙，只要"装钙的池塘"不漏或者漏得较少，它自然会满，自然会不缺钙啊！

人体的钙流失应该找谁负责

"肾主骨，肾主封藏"，肾亏了，封藏不够了，患者骨中的钙才会流失，补肾就是增强封藏能力，就是堵漏洞，只有这样，"装钙的池塘"才能不缺钙！

患者张某，女，80岁，双小腿抽筋3年余。患者3年多来，间断发作双小腿肌肉痉挛，严重时每天四五次，伴行走无力、夜尿频多。在医院做骨密度测定检查，确诊为骨质疏松症，给予补钙治疗，症状可控制，但只要停药一周，上述症状就会复发。

我将"蓄水塘的故事"讲给老人听，老人笑了："那我哪里漏水啊！"我笑着说："不是漏水！是漏钙了！"

随后我开了个处方：

淫羊藿 30克	小伸筋草 15克

每日一剂，连服7天。

7剂药总共才花了十来块钱，但患者服完这7剂药后，腿半年没抽过筋，夜尿频多也得到了改善（当然是在半年没吃钙片的前提下）。半年后，患者腿抽筋的毛病又复发了，我让她照着上面的方子再抓了7剂药，吃下后至今没有复发。

生活中有很多道理，如果我们想通了，就会对一些疾病有深刻的认识。

想通了"蓄水塘的故事"，再看看治疗骨质疏松的中成药——仙灵骨葆胶囊（组方为淫羊藿、续断、补骨脂、地黄、丹参、知母），就会非常清楚，为什么治疗和预防骨质疏松要用这些补肾的药物了。

也许有人会问，缺钙了，为什么腿会抽筋？

其实这个问题可以转换一下，那就是，肾虚了，为什么腿会抽筋？

在《黄帝内经》的病机十九条中有一条："诸痉项强，皆属于湿。"也就是说腿抽筋，腿部肌肉痉挛，都是湿邪引起的，湿邪停留于小腿部，才会出现小腿肌肉痉挛，而这湿邪又是如何形成的呢？

那是肾虚之后，水液的代谢出现了障碍，水湿停留所致啊！明白了这些，也就明白了补肾治疗腿抽筋的真正意义。前面开的处方中淫羊藿是温补肾阳的，肾阳足了，水湿自然就消散了；小伸筋草具有舒筋活络、祛风除湿的作用，筋骨得到了舒展，筋中的湿邪被排除，腿抽筋能不好吗？

黑豆补肾，堵身体的漏洞

医学之理，来源于生活，我们只有不断地从生活中提炼出人生的智慧，才能对疾病有深刻的认识。明白了上述这些道理，再治疗疾病，就会相对轻松不少。常有人问我，医生啊，中药虽然好，也不可能天天吃，有没有简单一点的食疗方法呢？下面我再推荐一种方便的食疗方法。

现在很多家庭都有豆浆机，喝豆浆很方便。有些牌子的豆浆机还能打干豆，干黄豆不用泡，加水直接能打成豆浆，非常方便。对于腿抽筋的患者，我时常推荐他们用黑豆加核桃仁打豆浆喝，补肾除湿，效果不错，操作方法很简单。

黑豆一两，核桃仁4枚。放入豆浆机中，直接加工成豆浆即可。打出来的豆浆，可以供两三个人喝。每天早上喝一杯，连续喝那么一段时间，体内湿邪就会减轻很多，腰酸腿软、腿抽筋的毛病自然就好了。

有人会问，前面讲早晨腰痛时谈到过，是湿邪趋下所致，既然黑豆加核桃仁打豆浆喝可以除湿，那前面谈到的腰痛，也可以使用吗？

当然可以使用，理是相通的，自然就有效！

🔥 为什么长期吃补品，身体还是越来越瘦

"蓄水塘的故事"大家都明白，还有一个道理——开源节流，大家也都知道。一个家庭要想积累财富，除了"开源"多赚钱之外，重要的是要"节流"，存得住，只会赚钱，不懂得存钱，每天大手大脚，也很难积累财富。人体补钙治疗腿抽筋，同开源节流不也是一个道理吗？

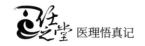

生活中的道理我们很容易理解，但医学中的道理却常常想不明白，如果我们能明白一些道理，再去请教专业医生，自己就会对疾病的理解更加深入，治疗起来也更容易。

明白了补钙的学问，我们深入思考一下，就会想通一系列道理。

为什么长期吃补品，身体却不长肉，反而越来越消瘦？

为什么长期吃补血的药物，身体还是缺血？

为什么长期吃补肾的药物，还是腰酸腿软？

......

这一系列问题与"经常补钙还是缺钙"谈的是一个道理，我们都可以从蓄水塘的故事中得到启发。我们看看第一种情况：为什么长期吃补品，身体却不长肉，反而越来越消瘦？

生活中身体胖的人想减肥，但身体瘦的人却想长胖，尤其是偏瘦的男同胞，看着身材魁梧的人，他们心里也是痒痒的，他们想长胖的心情也是很急迫的。为了长胖，天天吃高营养的食物，吃补品，但无论怎么吃，身体总是不长肉。

这是为什么？想想"蓄水塘的故事"，我们推测一下，体内一定是没有将营养成分全部吸收，吸收上一定有漏洞。那么人体营养的吸收归谁负责呢？

胃的功能是"腐熟水谷"，小肠的功能是"受盛化物"，脾的功能是"主运化"！

我们将负责消化的胃、小肠、脾的功能搞清楚了，吸收的漏洞就可以解决了！

"腐熟水谷"说的是，食物要通过胃来消化。胃将人体吃进的食物，通过腐熟功能，加工成食糜，然后将食糜输送给小肠，胃的任务就完成了。

"受盛化物"说的是，小肠功能包含两个方面：一个是受盛，一个是化物。

"受盛"是受纳盛装的意思，也就是小肠受纳、盛装由胃输送过来的食糜，这里的小肠功能就相当于一个容器，一个装食糜的容器。

"化物"是化生物质精微的意思，说的是小肠具有吸收的功能，能将食糜中的营养物质慢慢吸收，产生物质精微。

"脾主运化"说的是，脾脏对食物精微运输、转化的过程。

《黄帝内经》说："饮入于胃，游溢精气，上输于脾，脾气散精，上归于肺。"

了解了上述三个脏器的功能，我们就可以明了，胃是消化食物的脏器，小肠是装食糜和吸收食糜中食物精微的脏器，脾是输送食物精微的脏器。人长不胖是因为营养吸收不好，吸收不好是小肠的问题，不是胃也不是脾的问题。

这样我们就明白为什么消瘦的人找中医看病，好多中医说："你是脾虚，吸收不好。"结果吃了一大堆健脾的药物，还是长不胖！我们要治疗的不是脾脏，而是小肠啊！

小肠为什么会吸收不好呢？

来看看小肠的生理特点，小肠是人体最长的消化道，长度4～6米，食糜之所以能够在肠道被消化吸收，小肠的长度起了很大的作用。

有一类患者只要稍稍吃凉性食物，就会拉肚子。为什么呢？这是因为肠道有寒，吃凉性食物后寒邪加重，小肠痉挛，蠕动加快，急急忙忙地将寒邪排出，排出寒邪的同时，食物精微也排泄了。试想想，这样的人食物营养成分能够被充分吸收吗？

此类患者，只需要将肠道的寒邪散尽，小肠的功能就会恢复，肠道吸收好了，体质自然也就好了！散肠道寒邪用什么药好呢？用附子理中丸就行！

有些小孩经常吃垃圾食品，这些食品以甜辣味为主，长期食用后导致小肠内热毒较重，大便干结，皮肤发热（体温并不升高），这样的孩子，也容易消瘦。因为食物精微在小肠内没有被吸收，却转化为了能量，所以这样的小孩，虽然精神很好，但身体干瘦，手心脚心发热。如果调理好了肠道，将肠道的"积"消掉，自然身体就胖了。这样的小孩，就需要按照疳积来治疗。

为什么长期补血，身体却还是贫血

有些患者长期服用补血的药物，却还是出现贫血的症状，服药期间稍稍好转，停药后立即加重。其实这和蓄水塘的道理也是一样的，我们应该反思，患者什么地方出现了漏洞。

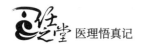

我曾经治疗过一例这样的患者，面色㿠白，嘴唇发淡，血压偏低，血常规显示红细胞、血小板均减少，服用养血的药物，半个月后症状都得到了改善，但停药后不久，病情依旧。后来经过反复询问，我才得知患者有喝浓茶的习惯，茶叶中含有鞣酸，与食物中的铁离子结合后，会形成沉淀，影响人体铁的吸收，最终导致缺铁性贫血。

明白了这些，就等于找到了贫血的漏洞。我告诫患者，平时尽量少饮浓茶，食物中的铁才能被吸收，身体才能慢慢恢复，长期贫血的问题也才能得到解决。

还有一类患者，长期用眼过度，"久视伤血"。他们一边在吃补血的药物，一边却在暗耗阴血，这样的补血怎么能起到作用呢？

为什么补肾之后，还是腰酸腿疼

我们再来看下面一个问题：为什么经常吃补肾的六味地黄丸，还是腰酸腿软？难道是哪里存在漏洞？

提到肾虚，大多数人总认为是房劳过度，其实不是这样的。我们的身体无时无刻不在消耗肾阴、肾阳，比如我们熬夜时，首先伤的是肾阳，而肾阳由肾精所化，肾阳消耗过度，必然导致肾精不足，肾阴亏虚。

太极动而生阳，静而生阴。白天人体的阳气发于体表，动而生阳，但阳气的化生是以阴气为基础的。晚上入静休息，阳气进入体内，促进人体阴气的生成。长期熬夜，睡眠不足的人，阴阳二气都会受到损伤。

熬夜会伤肾，还有很多行为也会伤肾，比如长期站立。

《黄帝内经》把五种过度劳累引发的疾病统称为"五劳"，它们分别是"久视伤血，久卧伤气，久坐伤肉，久立伤骨，久行伤筋"。

其中的"久立伤骨"，就是说的伤肾，因为肾主骨，人体要保持站立的姿势，就需要消耗肾精，时间长了，自然会伤肾。不信你看看从事教育工作的教师，很少有不肾亏的，肾亏之后，就容易腰膝酸软，进而出现腰椎间盘突出。

明白了上述这些道理，我们再来看待肾虚，就会很理性地对待分析，而不是一听到肾亏，就立即想到放纵过度。肾阴虚服用六味地黄丸是有效的，但如果工作、生活习惯得不到纠正，吃再多的补肾药也是枉然，因为不良的生活习惯就是肾虚的漏洞啊！

有的人或许会问，没有熬夜，也不是教师，更没有房劳过度，为什么也会出现腰酸腿软？为什么吃了很多补肾药，也治不好肾亏的毛病？

这里面还涉及另一个问题，就是相生的问题，我们吃的食物，服用的补肾药，是否入肾了，也就是说有没有真正起到补肾的作用。我们还是通过另外一个故事来理解：灌溉田地的故事。

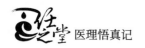

9.灌溉田地的故事

——吸收不良的启示

小时候，每次家里灌溉田地时，只需要将田地上方的蓄水池闸门打开，水自然就会流向田地。这种事情很简单，也很好玩，因为可以到蓄水塘游泳，所以我小时候经常自告奋勇去干这件事。

有一年，也是给田地灌水，我打开闸门后，就自个儿游泳玩水去了，没有理会水是否流到田里，过了一个多小时，父亲在远处叫喊我，问水为什么还没流到田里。

不可能呀，水闸早就打开了！

我和父亲顺着水流向下走，走了大约500米的距离，发现渠道破了，水流到渠道外面了，下面的渠道还是干的，田里自然就得不到灌溉了。

父亲狠狠地批评了我，说我做事马马虎虎，给田地浇水都不仔细！

很多时候，当我们按下了启动的按钮，但如果不注意中间的过程变化，事物最终的结果往往并不是我们所预期的那样。

上一篇文章最后讲到肾虚的问题，临床上的确有很大一部分人，他们工作性质并不伤肾，也不熬夜，更没有房劳过度，为什么肾虚严重呢？

🔥 金不生水导致的肾虚

我们吃的食物，通过口腔嚼碎，胃消化，小肠吸收，再通过脾上输到肺，肺将食物精微中清的部分向上、向外宣发，滋养皮肤和毛发，浊的部分向下敛降，最终滋养五脏六腑。因此，肾的营养物质来源，离不开肺的敛降。如果肺的敛降功能失常，那么肾的营养来源就会不足，就不能呈现"金生水"

（这里的金指肺脏，水指肾脏）。这好比灌溉田地，渠道出了问题，自然无法起到灌溉的作用。

这样的患者多吗？

多！而且相当多！

很多人平时喜欢吃花椒、辣椒等辛辣的食物，这些辛味入肺，增加了肺的宣发力度，食物精微中浊性的部分，不能下敛入五脏，反而上宣于头面，就会出现头面流油、脂溢性脱发、咽喉肿痛等症状，这些都是能量异常积蓄在上焦不能下达的表现。相对而言，下焦就显得亏虚了，女性患者常常表现为月经量少、经期腰酸背痛、冬天双腿发凉等。

很多人，尤其是男性朋友，喜欢酗酒，而酒味属辛，入肺经，饮酒之后，增加了肺的宣发力度，同样使食物精微中浊性的部分也不能下敛入五脏，形成肺不生肾的状况，以致出现肾亏腰痛、性功能减退等症状。

这样的患者相当多，找中医就诊，常常被告知是肾虚，虽然服用补肾的药物，症状可以缓解，但过不了几天，病情依旧，其实这里面不是补肾的问题，而是肺不生肾的问题，调节好肺的敛降功能，才是治疗肾虚的根本办法，就好比灌溉，渠道出了问题，水是没办法流到田地的，修复渠道才是关键。

患者张某，女，30岁。月经量少已经3年。3年来，月经量是逐年减少，目前每次经期只有两天，每次月经量只用两片卫生巾即可，经血颜色发黑，质地呈细碎斑片状，伴经期腰膝酸软、咽喉肿痛。平素头发出油很厉害，脱发也严重，间断性服用补肾药物治疗，没有明显好转，所以来我这寻求诊治。

照例我先切脉，发现她是右寸浮滑，右尺沉细，左关郁塞，这是典型的"金不生水"，治疗起来，当然是补肾敛肺，疏肝解郁。

我开了如下处方：

菟丝子 12克	补骨脂 10克	五味子 5克	覆盆子 12克
黄　芪 30克	柴　胡 10克	当　归 15克	鸡血藤 30克
苦杏仁 10克	生枇杷叶 15克	生甘草 8克	

水煎内服，每日一剂，连服5天。

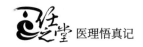

患者服用5剂后，腰酸好转，放屁连连，头发出油减轻。继续服用5剂后，停药3天来月经，月经量增加很多，经期也没有出现腰膝酸软的不适。我让她月经干净后，再服10剂，巩固疗效，平时也要戒掉辛辣之物，清淡饮食。半年后再见，她的月经已经恢复正常。

上述组方中，菟丝子、补骨脂、覆盆子都是补养肾精的良药；五味子、苦杏仁、枇杷叶能收敛肺气；黄芪、当归补养气血；柴胡疏肝解郁。这样搭配，既补养了虚损的肾精，又通过敛肺增加了肾精的来源，促进金生水，肾精充足，自然气血旺盛，月经也就正常了。

这种治病思路，中医称为"虚则补其母"，通俗地说，就是"授人以渔"，而不是"授人以鱼"，解决来源的问题，才是治疗虚损性疾病的关键。否则单纯补肾，只能缓解当时状况，过一阵子，肾虚依旧。解决了来源问题，肾虚的状况才能彻底好转。

有一味中药叫白果，俗名又叫银杏、银杏仁、白果仁、灵眼、佛指柑、佛指甲、公孙树果仁。因其树叶形似鸭脚，所以又被称为鸭脚子、鸭脚果仁、鸭掌树果仁。它味甘、苦、涩，具有敛肺定喘、止带浊、缩小便的功效，临床上常用于治疗痰多喘咳、带下白浊、遗尿尿频等病症。

现代医学研究也表明，白果是营养丰富的高级滋补品，它含有粗蛋白、粗脂肪、还原糖、核蛋白、矿物质、粗纤维及多种维生素等成分。每100克鲜白果中含蛋白质13.2克，碳水化合物72.6克，脂肪1.3克，此外还含有维生素C、核黄素、胡萝卜素及钙、磷、铁、硒、钾、镁等多种元素以及8种氨基酸，具有很高的食用价值、药用价值、保健价值。

我更看中的是它的"促金生水"功效。白果入肺、肾经，具有收敛肺气的作用，肺气下降后，能促进金生水，肾水得到补养，肾才不会亏。所以不要小看白果这味药物，它是促进金生水的佳品。也正因为如此，很多农村老人认为它是一种补药，因为服用之后，肾不虚了，腰不酸了，身体也强壮了。

我推荐一款食疗粥，叫三仁粥，配方及做法如下：

选上好白果仁5克、甜杏仁10克、胡桃仁10克、粳米50克。先将三仁洗净，放入锅中加水煮20分钟，再将粳米放入，煮至米熟，即可食用。喜欢甜味的，还可以加少量冰糖。

白果味甘苦，敛肺气，定喘咳，还可止遗尿；甜杏仁润肺止咳；胡桃仁补肾固精、温肺定喘；粳米养胃调中。这款粥中的白果仁、杏仁均具有敛肺的作用，核桃仁有补肾的作用，三者搭配，对于肾精不足，腰膝酸软，虚火上炎的患者，非常适宜。

看似平淡，其实蕴含了既"授人以鱼"，也"授人以渔"的思想，可谓标本兼治！

白果仁因具有小毒，所以不可生食，即使是熟食也不能过多，每次10～15粒为宜。如果不小心服用过多，出现腹痛腹泻的中毒症状，要及时就医。

除了肾虚的问题是这样，还有没有其他脏腑也是如此呢？自然是有的，人体五脏，归属五行。金、木、水、火、土五行是大自然的五种基本构成要素，随着五要素的盛衰，大自然也相应产生变化，不但影响人的命运，同时也使宇宙万物循环不已。

《尚书·洪范》记述了周武王与箕子的对话："五行：一曰水，二曰火，三曰木，四曰金，五曰土；水曰润下，火曰炎上，木曰曲直，金曰从革，土爰稼穑；润下作咸，炎上作苦，曲直作酸，从革作辛，稼穑作甘。"这对五行及其特性做了高度的概括。为了系统说明问题，我们先来看看人体脏腑的五行属性。

肝属木，主疏泄、主藏血，肝藏魂，为谋虑所出，开窍于目，肝主筋，其华在爪，在志为怒，在声为呼，在液为泪。

心属火，主血脉，心藏神，开窍于舌，其华在面，在志为喜，在声为笑，在液为汗。

脾属土，主运化，布津液，主统血，主肌肉和四肢，脾藏意，开窍于口，其华在唇，在液为涎，在声为歌，在志为思。

肺属金，主气，司呼吸，主皮毛，主治节，主宣发肃降，开窍于鼻，在液为涕，在声为哭，在志为悲。

肾属水，藏精，主生殖，主水，主纳气，主骨生髓，为先天之本，司二阴，开窍于耳，其华在发，在液为唾，在声为呻。

五行之间存在相生的关系，金能生水，水能生木，木能生火，火能生土，土能生金，这就好比一个周而复始的循环，有了这个循环，人体脏腑

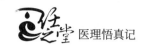

的能量才能循环往复，如果一个环节出现了障碍，这个循环就会被打破，以致出现病理变化。上面谈到肾虚的问题是因为肺不生肾，也就是金不生水，临床中除了金不生水的病机外，还有"水不生木""木不生火""火不生土""土不生金"，这都是一类的疾病，看似不相关，其实都是一个道理。

🔥 水不生木导致的肝虚

金不生水会导致肾虚，水不生木则会导致肝虚！

临床上我经常碰到肝火较重的患者，患者心情不好，脾气急躁，遇事稍稍不顺，则怒火中烧，这都是肝虚的缘故。很多人会问，肝火都如此亢盛了，怎么还肝虚？

这里的肝虚，不是肝阳虚，而是肝阴虚，中医认为"肝脏体阴而用阳"，也就是说肝脏以阴血为基础，以肝火为表现形式。肝脏阴血不足，不能抑制肝阳，所以才肝火亢盛。

这就好比一个跷跷板，一头是肝阴，一头是肝阳，两者应该处于一种动态的平衡状态，假如一头轻了，另一头自然会下沉，就显得过重了！

在肝阴虚的背后，其实还是肾水不足，水不足，不能滋养肝脏，所以肝脏就容易化火了。这好比自然界中，长期不下雨，土地干燥，树木得不到水分的滋养，出现枯萎一样。人体内如果肾水不足，不能滋养肝木，肝脏阴血亏虚，自然也会出现肝阳上亢，阳气过剩。

因此，治疗肝阳上亢、肝火重的患者，治疗重点不是清肝火，而是补肾水，肾水足了，肝火想亢也亢不起来，这就是中医里面常说的"滋水涵木法"。

在人体，肾水不足，肝阳上亢，最常见的症状是眼睛干涩，视物模糊。这样的患者很多，到医院找西医看病，眼科常规检查大多没啥问题，治疗上也只能局部用一些眼药水，疗效一般。其实只要补补肾水，清清肝火，自然就好了。看看明目地黄丸的配方：熟地黄、山茱萸、牡丹皮、山药、茯苓、泽泻、枸杞子、菊花、当归、白芍、蒺藜、石决明。前面六味药，是六味地黄丸的配方，后面枸杞子补肾养肝，白芍、当归养血柔肝，菊花、蒺藜清肝，石决明镇肝。整个方子就是以补肾水为主，佐以养肝、柔肝、清肝、镇肝之品，这样肝阴得到补养，肝阳上亢得到抑制，肝火得到清泻，自然能起到明目的效果。读懂了这个处方，你就会发现，眼病治肾，原来是这个道理。

很多人要加班熬夜，长时间用眼会造成眼睛干涩、视物模糊，这时如果用上一小把枸杞子，加上五六朵杭菊花，泡一杯枸杞菊花茶，慢慢品用，就可以缓解眼睛的不适。这里面枸杞子性温，平补肝肾，菊花清肝养肝，两者结合，清中有补，补中有泻，而且药性寒热搭配，不寒也不燥，非常适宜用眼过度的人群。体格偏胖的患者，还可以加少许山楂和冰糖，既能消脂减肥，又能改善口感。

🔥 木不生火导致的心火亢盛

人体五脏循环，每一个环节都很重要，肾水不能滋养肝木，会出现肝火亢盛，同样如果肝木不能补养心血，心脏也会出现问题。

肝藏血，肝脏为心脏提供阴血，心脏的功能才能正常，如果肝脏自身藏血不足，出现肝阳上亢，自然也会导致心血不足，心火过亢，人就会心烦气躁，失眠多梦，甚者口舌生疮，小便短少而黄。清心火，利小便是治其标，养肝血才是治其本。而肝血的充盈与肾水不足有很大关系。因此，补肾水即能养肝，养肝即能补心血，补心血则亢盛的心火自然变弱。

这就好似传送带一样，环环相扣，相互关联。如果我们不懂得相生的道理，治病时只看到眼前的东西，不知道疾病产生的原因，不会从源头上掌控疾病，就会永远追在疾病的屁股后面跑，不会取得主动权。

因此，对于心火亢盛的最佳治疗方法，不是清心火，而是"清上补下"，即清心火、补肾水、养肝阴，这样才能从源头上解决问题。

患者刘某，女，45岁，心烦、失眠一年。患者这一年来心烦失眠，多方诊治，有人告知是心火亢盛，也有人告知是内分泌失调。治疗思路大多以清心泻火、养心安神为主，疗效并不尽如人意，病情长期反复，后经人介绍，来找我诊治。患者舌质红，苔少，左寸浮数，左尺细软，诊断为肝肾阴虚，虚火上炎，重用女贞子、旱莲草，配以清心安神之品，患者服用一周后康复。

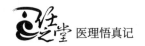

对于因为肝不养心所致的心火亢盛，在清心火的同时，需要补养心肝之阴，这一点是非常关键的。除了服用汤剂外，也可选用中成药，如天王补心丸，心火较重时，可选用朱砂安神片。

日常生活中，还可以运用一些简单的保健食疗方法，比如用莲心泡茶喝，效果就很好。

别小看这味药，在《温病条辨》中写道："莲心……由心走肾，能使心火下通于肾，又回环上升，能使肾水上潮于心。"

因此其清心火之力，除了本身的苦寒之外，还有引肾水上达济心火的作用，故而交通心肾，清心去热，治疗心烦口渴，目赤肿痛。但因为此药味苦、性寒，容易损伤脾胃，不宜久服。

莲子心很苦，可能有些人不习惯服用，对于心火亢盛，失眠多梦的患者，还有一个办法，就是用灯心草煮水喝。灯心草利水通淋，清心降火，可用于水肿，小便不利，尿少涩痛，湿热黄疸，心烦不寐，小儿夜啼，喉痹，口舌生疮等。因为它的气味淡，不苦，所以对于心火亢盛，晚上爱哭闹的小孩儿尤为适用。

木不生火，导致心血不足，心火亢盛，除了上述药物治疗外，饮食上可以用酸枣仁柏子仁炖猪心，来补养心脏之阴，此法虽然简单，但疗效却很好。

原料：酸枣仁 20 克，柏子仁 20 克，猪心 1 个。

制法：将猪心洗净，刀切一小口，将酸枣仁、柏子仁放入猪心内，用线扎紧，放入砂锅，加水炖，以猪心炖烂为度。加入食盐、鸡精等调味。

食用方法：吃肉喝汤，每周 2～3 次。

功效：养心安神，润肠通便。

此药膳用于心血虚、心阴虚引起的心悸，心烦，失眠多梦，记忆力减退，同时可以改善肠燥便秘。

也许大家会问，这只是针对心脏而设立的药膳，是"授人以鱼"，有没有"授人以渔"的办法呢？当然有了，只要从肾、肝、心三个脏器同时入手，就能解决问题。

比如，平常用枸杞子、菊花、丹参三样泡茶喝，枸杞子补肾，菊花清肝养肝，丹参养血活血，这三样搭配就能解决"木不生火"的问题。

火不生土导致的脾胃不足

前面讲了木不生火，会出现心血不足。同样的道理，火不生土，心火不能温养胃土，就会出现胃的腐熟功能减退、消化功能减弱，甚至朝食暮吐、完谷不化的症状。

胃的消化功能在中医里概括为"腐熟水谷"，腐熟水谷需要热量，没有热量是没法腐熟的，而热量来源于心，这就和土地得不到太阳照射时是阴冷的意思一样。人体心脏如果火力不够，心气虚寒，心阳不振，就会出现胃阳虚，胃的腐熟功能减退，这就是火不生土了。

这里的"腐熟水谷"可能不好理解，我举个例子，大家就明白了。

小时候家里养猪，每天都需要饲料，于是母亲就采许多野菜回来喂猪，但这些野菜不可能一天吃完，也不可能每天都有时间去采，怎么办呢？

母亲买来一口大缸，将一半的野菜放入缸中，另外一半煮熟，然后将煮熟的野菜趁热倒入缸中，覆盖在生的野菜上面。这样过不了几天，下面的生菜就会被腐熟，喂猪时弄一些腐熟的野菜，配上一些米糠，加水调和，猪吃得美滋滋的。如果没有上面半缸热烫的熟菜，只是一满缸生的野菜，那放置一段时间就会腐烂，猪吃了就会中毒。

在人体，如果胃中没有热量，吃生冷食物，就无法腐熟，时间一长，食物在胃中腐烂、发酵，人就会感到腹胀，打嗝，胃难受，没有饥饿感。

患者李某，男，42岁，食欲减退半年。半年来，时常没有饥饿感，胃中总是觉得饱胀，服用健胃消食片、保和丸等类药物，也只能稍稍缓解病情，西医诊断为慢性浅表性胃炎，规律疗程用药后，病情未能好转，故寻求中医治疗。就诊时面色偏黄，精神倦怠，舌质胖嫩，舌苔白，切脉：右关郁涩而迟，左寸沉细。

这位患者，在我这里通过温心阳为主的治疗，配合健脾开胃的药物，很快就痊愈了。

有人会疑惑，胃土虚寒为什么从心入手，直接补火，而不是从胃入手呢？

这里面体现的就是"治病必求于本"的思想，说通俗一点，就是"授人以鱼"，还是"授人以渔"的问题。中医有个说法，叫"虚则补其母，实则泻

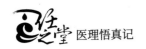

其子"。相对于胃而言，心为母脏，胃为子脏。胃阳不足，当然要补其母，也就是补心火，温养心阳。

如果你继续思考下去，可能还会问，为什么要补心火而不是补肝火？心火不足，肝是心的母脏，虚则补其母，补肝就可以补心了吗？

临床上思考问题就是这样的，肝气郁结的患者，也会脾胃虚弱，消化功能减退，肝主疏泄，疏泄不畅通，人体内该运行、该通畅的地方，就会不通畅，就会生病。中医看病，其实是在寻找五脏之间，哪个脏器出现了问题，导致了五脏相生过程出现障碍，从而导致疾病的产生。找到了源头，知道了疾病产生以及传播的规律，一切都好办了。

🍶 土不生金导致的肺气不足

脾属土，肺属金，脾脏能将食物中的精微物质传输给肺，为肺提供能量。如果脾虚，不能为肺提供精微物质，肺脏功能就会减退，抵抗力就会变弱，引发频繁的咳嗽。许多小孩稍稍不注意，就会感冒咳嗽，反复治疗，总也好不彻底。其实这里面就存在"土不生金"，肺金不足的情况。

一个6岁男孩，反复咳嗽、鼻塞3年。平常稍稍受寒或者吃了生冷的食物，立即发作，活动后感到呼吸急促，气喘。经过反复的抗生素治疗，病情时好时坏，平常食欲不佳，大便稀溏。舌体胖大，舌边齿痕。切脉六脉虚细，右寸虚细弱绝。

从病史及诊断资料来看，这孩子是脾肺气虚，精血不足。治疗上当以调理脾肺为先，脾肺功能恢复了，抵抗力自然就强了，也就不会天天感冒，天天咳嗽了。

我让孩子喝了几剂中药，咳嗽好了，然后再让他喝牛肉玉屏风汤增强体质。

黄芪20克、白术15克、防风15克，这三味药加水煎煮30分钟，取得1000毫升药汁，然后加入切成丁的牛肉250克，小火慢慢煨，以牛肉酥烂为度，调味后，分3天吃完。连续食用一段时间，就可以起到很好的效果。

　　《神农本草经》是中药学的经典，书中对黄芪功效描述为"主痈疽久败疮，排脓止痛，大风癞疾，五痔，鼠瘘，补虚，小儿百病"。这里面的"补虚，小儿百病"，说的就是通过补气，主要是补肺气，来提高抵抗力。

　　牛肉玉屏风汤中的黄芪为补气佳品，直接补肺气，可谓"授人以鱼"；白术健脾，提高脾生肺的能力，按照中医的说法，叫"培土生金"，也就是通过健脾来补肺，针对肺而言，算是"授人以渔"了。两者相结合，可谓标本兼治。但两者虽能补益脾肺，其性却缓，药物在体内运行太慢，所以还要辅之以防风，利用防风的疏散之力，将黄芪的补力充分发挥出来，所以说黄芪得防风而补力更大。三者相配伍，成为经典配方，即玉屏风散。现代的研究结果表明，此方具有调节人体免疫力的功效，又有中成药中的"丙种球蛋白"美称。

　　牛肉入脾、胃经，古有"牛肉补气，功同黄芪"之说。其具有补中益气、滋养脾胃、强健筋骨、化痰息风、止渴止涎的功效。适用于中气下陷、气短体虚、筋骨酸软、贫血久病及脾虚面黄之人。

　　玉屏风散配牛肉，可谓健脾益胃、补肺益气之佳品，加上作料后，味道鲜美，并无异味，对于体虚的孩子，尤为适宜。

　　五脏之间相互资生，形成一个良性循环，人体才能健康。但是不是说只要能相生就健康呢？这也不一定，我们可以借用前面所讲的水生木的情况来谈。

　　如果将火重的肝脏比作干涸的田地，蓄水塘比作肾水，只有蓄水塘的水流到了田地，田地的干涸才能缓解。同样的道理，只有肾水上升，进入了肝脏，补养了肝阴，肝脏才能柔和，不会出现阳气亢盛。

　　那是不是只要将水灌溉到田地，树木得到水分的滋养，就能旺盛生长呢？这也不一定，如果我们将冰冻的水灌溉到树的根部，树木不仅不会旺盛生长，还有可能会被冻死，这又是为什么呢？下面我们再来看看另外一个故事：树木被冻死的故事。

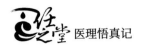

10. 树木被冻死的故事

——肝经受寒的症状及治疗

小时候，家里种了很多橘子树，每年都可以吃到甜甜的橘子。有一年冬天，天气很冷，呼呼的北风，让气温直线下降，人只能待在家中烤火，不敢出门。开春后，万物复苏，可家里的橘子树却死了不少，父亲说，那是因为去年冬天太冷，树给冻死了！以前我只知道，天气炎热时，如果橘子树不浇水，树叶就会发黄，甚者会干枯死亡，没想到这树木受寒，也会被冻死。

多年后去内蒙古开会，也是冬天，火车路过山西，我看见路边的树木稀稀拉拉，完全没有南方树木茂盛，当时有位同事说，这里的土质不行，树长不好。我心里却想，这么冷的天，树木不被冻死就不错了，每年经历这么一场低温，来年树木肯定死不少，又如何能繁茂呢？

从医后，进入临床，看到肝病的患者，自然就想到肝属木，由自然界中树木的病理状态，也很容易联想到肝脏的病理状态。

当大地干涸，树木得不到水分滋养时，就容易枯萎，遇到火就会燃烧。在人体，当肾水亏虚，水不养肝时，肝火就会亢盛，容易出现肝阳上亢的问题，这时的肝脏就好像枯萎的树木。而人体的心火需要通过肾水来制约，肾水的上升，需要借助肝气的升发，现在肾水亏虚了，肝火亢盛了，心火自然得不到肾水的救济，上焦自然火重，患者也就表现出口渴、多饮、心烦、失眠的症状。

自然界中，气温过低时，寒性收引，树木受寒而枯。人体也是这样，当寒邪深入足厥阴肝经时，同样也会导致经脉因受寒而收引，乃至受寒而枯。

木受寒则枯！这里的枯不是因为水分不够，树木失养，而是水太寒，树木筋脉收引，水液不能滋养树干所致。看看大自然中的树木，干枯死亡的树和受寒死亡的树一样，树枝都是枯的，水分不足啊！

在人体，当肾阳虚衰，寒邪内生，水湿得不到温化时，寒邪就会侵犯人体的肝经，肝经因寒而收引，就会出现不适。

🔥 普通肝经受寒的症状及治疗

寒邪侵袭，凝滞肝经，肝经循行经过的部位就会出现以冷痛为主的症状，比如小腹、阴部、头顶发冷疼痛。中医称其为寒凝肝经证，又称肝寒证。

临床上有些患者，向医生抱怨，医生啊，我这头顶凉哇哇的，好像一桶凉水浇在上面；也有患者反映，医生啊，我的阴茎总感到发凉，这是为什么啊？

其实，这就是寒邪进入肝经，肝经因寒收引，不通则痛。

在古代医书《医学发明》中，有一个经典的药方——天台乌药散。它的组成是天台乌药、木香、小茴香、青皮、高良姜、槟榔、川楝子、巴豆，专治由于寒邪侵入肝脉而导致的小肠疝气，小腹牵连睾丸疼痛、坠胀，或小腹疼痛等症。

配方中的天台乌药、木香、小茴香、青皮、高良姜都能行气疏肝，散寒止痛。槟榔可以下气导滞，川楝子行气止痛，将川楝子和巴豆一起加工，再去掉巴豆而用川楝子，结果是既减少川楝子的寒性，又增强行气散结的功能。

方中还有一味药——小茴香，此药看似平常，生活中常作为香料使用，其实只要运用得法，还可以治疗许多疾患。医书中记载，小茴香味辛，性温，归肝、肾、脾、胃经，具有散寒止痛、理气和胃的药效。临床上，凡是胃、肠道、小腹受寒后，出现胀闷、疼痛的人，使用后都能迅速见效。

有一女性患者周某，小腹受凉后，出现小腹胀闷、小便次数多、胀急难忍的症状。在医院按照急性膀胱炎治疗无效，后做 B超，结果提示盆腔有少量积液。运用小茴香 30克煎水内服，一次治愈。

还有一男性患者张某，小便不利，小腹胀闷。按慢性前列腺炎治疗无效，服用小茴香，1剂缓解，3剂痊愈。

类似这样的案例有很多很多，其实只要是小腹发胀，又没有其他明显热证表现的，用这个方法都会有效。

不仅是我喜欢用这个方法，历史上也确有这样的记载。

清朝末年，俄罗斯富商米哈伊洛夫乘船游览杭州西湖，正当他尽情欣赏秀丽风光之时，突然疝气发作，痛得他大叫。随行的俄罗斯医生束手无策，幸好船夫向他推荐了一位老中医。老中医把一两中药小茴香，研成粗末，让米哈伊洛夫用二两浙江绍兴黄酒送服。大约过了20分钟，米哈伊洛夫的疝痛奇迹般地减轻，并很快消失。在得知自己的疼痛是被小茴香治好的以后，他大呼神奇。此事一时被传为佳话。

重度肝经受寒的治疗

寒邪入侵肝经，轻者会出现小腹、阴部、头顶冷痛，重者则会发展成厥阴证。那厥阴证该如何治疗呢？乌梅丸是首选。

《伤寒论》中记载："乌梅三百枚，细辛六两，干姜十两，黄连一斤，当归四两，附子（炮）六两，蜀椒四两，桂枝（去皮）、人参、黄柏各六两。上十味，异捣筛，合治之。以苦酒渍乌梅一宿，去核，蒸之五升米下，饭熟，捣成泥，和药令相得。纳臼中，与蜜杵二千下，如梧子大。先食，饮服十丸，三服，稍加至二十丸。"

它的适应证主要如下。

（1）脏寒，蛔上入膈，烦闷不安，手足厥冷，得食而呕，腹痛，吐蛔，时发时止。

（2）伤寒，下痢腹痛，久痢，诸药不愈。

（3）久疟，往来寒热，经年不愈，形体瘦弱。

从上面可以看出，乌梅丸的适应证其实很广泛，凡是符合上热下寒的病机（即心火亢盛，脾肾阳虚，肝经有寒）均可以使用；消化系统疾病有效，呼吸系统疾病有效，神经系统疾病也有效。临床上许多疑难杂症，采用乌梅丸加减，均有非常神奇的疗效。

有人或许会问，五行相生就好比一个循环，始终朝着一个方向运动，有没有可能循环太过？就好比汽车的轮子一样，它就得有刹车，没有刹车就太不安全了。

五行之间除了相生，还有相克，相生是为了五脏之间能够输布气血能量，相克是五脏之间相互克制，没有克制的相生，是容易出问题的。

如何来理解相克呢？我们看看下面一个故事：猫捉老鼠的故事。

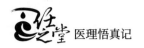

11. 猫捉老鼠的故事

——脾虚的诊断与治疗

第一次养猫，是上小学三年级的时候。

那年风调雨顺，稻谷丰收，秋天收获的谷子，用麻袋装起来，码在客厅里。老家的房子靠山而建，山中的老鼠很多，每天晚上，都可以听见老鼠吱吱地偷吃粮食的声音。早上起来，装粮食的麻袋总被咬出几个窟窿，谷子撒了一地。

为了防止老鼠偷粮，父亲买了几个老鼠夹，在夹子上放上粮食，用来捕鼠。第一天晚上，老鼠夹成功地夹死了一只老鼠，但随后的几天，老鼠显然已经知道了老鼠夹的威力，开始绕道而行，一连几个晚上，再也没有夹死过一只老鼠。

装粮的口袋依旧被咬坏……

"这老鼠也太猖狂了，要不买几包老鼠药，将它们全部毒死算了。"我说。

太爷不同意，他说道："房子靠近山，山上的老鼠很多，打是打不完的，毒也毒不干净，唯一的办法是在家里养一只猫，有了猫，老鼠就不敢进家门了。"

太爷的话让我有些怀疑，难道一只猫就行？

没几天，父亲买回来一只小猫，很小的猫，估计才断奶没多久，不到两个月大，叫起来奶声奶气的，还没上次老鼠夹夹死的老鼠大。

就这么个小不点能镇住那群疯狂的老鼠？我十分怀疑！

晚上睡觉后，父亲将猫放在谷堆旁边，由它来看守粮食。在睡梦中，我不时听到小猫发出的稚嫩叫声。

第二天早上，我起床后第一件事就是看看小猫是否还活着，有没有被老鼠咬死。

结果如太爷所预料的一样，老鼠一夜没有行动，粮食一粒未丢，小猫还真把大老鼠镇住了。

太爷告诉我，这叫相克！好比卤水点豆腐，一物降一物。

世间万物总是相生相克，一个东西再厉害，总有一个东西可以降伏它。

临床上我们经常遇到这样的患者，每次去看病，医生都说体内火大，或者体内湿重，或者是寒气重。

火！湿！寒！这些病邪长期存在体内是因为什么？为什么患者长期服药，却总是不能彻底治愈？

当一种病邪，长期停在体内的时候，我们就应该深入思考了，这是为什么？

这是人体的制约机制出了问题！

就好比故事中的老鼠一样，没有东西克制它，它就会猖獗；当克制它的猫出现了，只需要猫叫上几声，老鼠就乖乖退却了。

人体也是这样啊！

🔥 体内湿气重，首先需补脾

临床上很多患者体内湿邪重，吃了很多除湿的药物，还是湿邪重，每逢夏天，身上总爱长一些水疱。除湿固然是一种办法，但并非最佳的办法，最佳办法是找到湿邪在人体内的天敌，即什么脏腑能够克制湿邪！

哪一个脏腑是湿邪的克星呢？

脾脏！

脾主湿，喜燥恶湿。脾脏对体内的水湿之邪具有运化的作用，能促进水液的代谢。如果脾脏功能出现了问题，湿邪就会在体内泛滥。单纯针对湿邪用药，虽然可以起效，但很难彻底治愈。

我见过这样一位男性患者，35岁，大便稀溏3年多。

3年多来，每天大便3～4次，量不多，稀稀的，黏腻不爽，还伴有四肢酸楚乏力。自己购买抗生素服用，效果一般。服用利小便的中药后，大便成形，

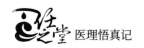

病情好转，但没过多久，病情依旧。后来在医院就诊，医生建议服用思密达，服用后大便好转，但四肢酸楚无力的症状没有改善。

他来我这就诊时，我特意看了他的舌象，发现他舌体胖大，是典型的齿痕舌，脉象右关尺郁缓。我告诉患者，你的脾脏虚弱，体内的水液代谢出现异常，肠道湿邪过重，所以才如此。

患者疑惑地问我，他也听别人说他是湿重，可天天吃冬瓜，也吃了很多利湿的药物，为啥总好不了呢？

我说，湿重只是表象，你的病根是脾虚，只要吃些健脾的药，让脾的化湿功能正常，病情自然就会好转的。我建议他采用食疗的办法，很快就见效了。

🍶 健脾的食疗方法

其实食疗方法很简单，就是每天吃一顿薏米粥，配上用苍术泡的茶。

薏米粥做法如下：薏米研为粗末，与粳米等量，加水煮成稀粥。

此粥源于《本草纲目》，薏米又称薏苡仁，其味甘、淡，性微寒，有健脾利水、利湿除痹、清热排脓、清利湿热的功效；配合粳米煮粥，最能补脾除湿。

苍术苦温，健脾燥湿，对于肠道湿邪偏重的病例，疗效非常好。

单用苍术一味药，我就治疗过很多例腹泻的患者。

夏天天气炎热，心胸烦躁，人们就喜欢贪凉，吃很多冰棍，喝很多冷饮，这非常容易造成寒湿困脾，让人感到四肢乏力，犯困，食欲减退，大便稀溏，有时甚至腹部隐隐作痛。常规经验告诉我们，这是身体伤了湿，伤了寒！

但这么热的天气，不可能不贪凉，也不可能不吹空调，那么如何在享受夏日清凉的同时，又让自己的身体健康有保证呢？

有一年夏天，我也因为天气炎热，过度贪凉，出现了小便短少、腹痛、一天腹泻十几次的惨状，同时还伴有四肢乏力、食欲减退。当时服用理中丸，疗效不明显。第二天采用生苍术10克泡服，下咽之后立即感到胃肠舒展，小便通畅，当天腹泻治愈，体力也得以恢复。一味苍术饮，疗效真如神。

自身体验之后，凡是遇到脾虚湿盛，四肢乏力的患者，我常常建议他们用生苍术泡水当茶饮，均收到很好的疗效。

任何一种病邪侵犯人体，都是因为与之相对应的正气不足，中医称为"正气存内，邪不可干；邪之所凑，其气必虚"。按照生克理论，就是克制病邪的东西弱了，所以人体才生病。

脾脏喜燥恶湿，这是它的个性，也是脾脏的生理特性。当人体湿邪偏重时，脾脏会被湿邪所困，脾脏的功能就得不到正常的发挥，湿邪代谢也会受到影响，这样反过来进一步加重体内的湿邪，形成恶性循环。

治疗湿邪为患的疾病，健脾利湿，打破恶性循环，变成良性循环，身体才会越来越健康。

为了加深对脾虚湿盛的理解，加深对土克水的理解，我们来看另外一个故事：扫地的感悟。

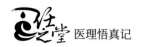

12. 扫地的感悟

——如何清除人体多余的水湿

小时候，家里居住环境不好，住的是土房、瓦房。秋天落叶纷飞，很容易飘落在屋顶，堆积在瓦沟，以致屋顶的排水通道被堵塞。每次下雨的时候，只要雨水稍大一点，屋顶排水不畅，瓦房就会漏雨。雨水从屋顶滴答滴答地落下来，落到屋内的地面上。为了防止地面被雨水淋湿，只好弄个盆子接水，但雨水滴在盆中后，还是会溅起来，盆的周围通常会被溅湿。所以雨停后的第一件事，就是将地面弄干，父亲最常用的办法是将灶膛里的柴灰撒在被溅湿的地上，柴灰很干燥，撒上去之后，很快就将地上的水吸收了，将已经吸水的湿柴灰扫干净，然后再撒上干燥的柴灰，如此几遍之后，潮湿的地面，很快就干燥了。

后来我跟随太爷学习中医，每当听到太爷讲五行相克，特别是"土能克水"时，我的第一反应就是父亲用柴灰来弄干地面的情形。

随着对中医理论学习的不断深入，随着对临床的不断接触，我对五行相克的理解越来越深刻，对其在临床上的运用也越来越多。前面一章通过养猫的故事，阐述了相克的道理，当人体水湿过重，出现湿邪为患的疾病时，调理脾脏，可以起到很好的治疗作用。另外，在中医理论中，肾脏主水，有"水脏"之称，当肾脏出现功能异常，体内水湿泛滥的时候，通过调理脾脏也可以得到治疗。所以又有脾主湿之说！

要深入理解"以土制水"的含义，我们还得明白这里的"水"在人体的指向，水过多的具体表现。知道了什么是"水湿太过"，知道了"土能治水"，才有可能得心应手地运用"以土制水"。下面我从几个方面来谈谈湿邪在体内的表现形式。

🧴 湿邪重表现之一：痰多

"湿痰内盛，上犯肺系，肺失宣降，则咳嗽痰多；痰湿停胃，胃失和降，则恶心呕吐；痰湿阻膈，气机不畅，痞闷不舒；痰湿留注，则肢体困重；阻遏清阳，则头目眩晕。"

一些老年人，长期咳喘痰多，体温并不升高，西医诊断是老年慢性支气管炎。其实这样的患者，并不是所谓的炎症，而是"脾虚失运，痰湿内盛"所致，止咳化痰不能从根本上解决问题。急性期痰湿较盛，可以通过燥湿化痰、理气和中来缓解，后期则从脾胃入手，培土制水，让脾胃功能恢复了，痰湿的来源自然也就得到了控制。虽然表面上没有治痰，但实为治痰的不二良方。

临床上，遇到这样的患者，我都是用二陈汤作为主方，随症加减。二陈汤的组方是半夏、陈皮、白茯苓、甘草、生姜。因为陈皮和半夏，以陈旧者效果最佳，所以取名"二陈"。

二陈汤的组方略为加减变化，就能用于多种痰证。治湿痰，可加苍术、厚朴以增强燥湿化痰之力；治热痰，可加胆星、瓜蒌以清热化痰；治寒痰、凉痰，可加干姜、细辛以温化寒痰；治风痰眩晕，可加天麻、僵蚕以化痰息风；治痰食交阻，可加莱菔子、麦芽以消食化痰；治痰气郁闭，可加香附、青皮、郁金以解郁化痰；治顽痰阻滞经络，形成瘰疬、痰核，可加海藻、昆布、牡蛎以软坚化痰。在痰湿之邪得到改善之后，通过调理脾肾，可以使患者的体质得到恢复，痰湿产生得少，疾病就能得到控制，甚至彻底痊愈。

🧴 湿邪重表现之二：全身乏力

《黄帝内经》上说："清阳出上窍，浊阴出下窍；清阳发腠理，浊阴走五脏；清阳实四肢，浊阴归六腑。"人体清阳的这些分布，需要脾脏来实现。

脾主升清，升发人体清阳，是脾脏的职能所在。如果脾受湿困，脾的功能受到抑制，清阳的升发就会受到影响，人就会表现出各种不适之症。

许多患者经常抱怨："医生啊，我全身没劲，两条腿沉重无力，上下楼梯困难，好像有千斤重担，腰部也像背了个大包袱，沉重异常，头也昏昏沉沉。"

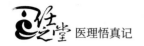

这些困乏的表现，从根本上来讲，就是因为"湿性重浊"。

湿性为什么会重浊？那是因为湿邪困脾，影响了脾脏的升清功能，进而影响阳气在人体的输布。

这些都是人体的生理规律，如果违背了这个规律，人就会生病。清阳不能出上窍，浊阴不能出下窍，后果就是"九窍不利，耳目闭塞，大小便不畅"，所以李东垣说："脾胃虚则九窍不通。"

头为诸阳之会，清阳不能发于上，头部阳气就会不足，人就会感到头脑昏沉，这样的患者从早到晚都觉得天是灰蒙蒙的，人的精神状态很差，很压抑，很郁闷。这些都是脾的升清作用不能发挥所致，这也是为什么逍遥丸通过疏肝健脾，就能够调节情志的原因，清阳升发了，头部阳气足了，人自然就有精神，也就逍遥自在了。

清阳不能发腠理，则腠理失养，皮肤干燥，脱皮脱屑，所以健脾也能润肤。

清阳不能实四肢，则四肢酸楚、沉重、乏力，这样的患者，在排除脑血管意外之后，运用健脾除湿的办法，常常能够立竿见影，所以有"脾主四肢"之说。

中医的许多理论，看似各不相干，其实都是相互联系的，相互关联的，只要学透了，自然就能将它们融会贯通。

🔥 湿邪重表现之三：口水多

体内湿邪过重，还会淹没五脏六腑，充斥于脏腑经络。五脏化生五液，就会通过五液的形式来排泄，患者就会表现为五液过多。《黄帝内经》说："五脏化液：心为汗，肺为涕，肝为泪，脾为涎，肾为唾，是为五液。"

汗为心液，鼻涕为肺液，泪为肝液，涎为脾液，唾为肾液。

生活中，仔细观察一下身边，你就会发现，许多小孩经常流很浓的鼻涕，流口水，或者稍微一运动就大汗淋漓，而且越胖的小孩，出现这种情况的机会越大，这是为什么呢？

小孩子肝常有余，脾常不足，脾虚之后，湿邪内盛，非常容易出现五液过多，湿邪过重的情况。针对这些问题，调理脾脏才是关键，同时兼顾五脏，就能解决问题。

🌶 湿邪重表现之四：肥胖

许多年轻的女性，体重不断增加，控制饮食也不能解决问题，借用患者的话说："喝水都长肉。"

喝水真的能长肉？当然不是！这长的其实不是肉，是水！为了说明这个问题，我们看一个小故事：杀年猪的故事。

几年前的一次春节回家，正好家里杀年猪，父亲请来屠户，在家里烧了几大锅开水。杀猪、放血、刮毛、破腹……屠户一切按部就班地进行。

母亲在一边唠叨："这头猪长得真快，吃了氨化饲料就是不一样！"

"什么是氨化饲料？"我问父亲。

父亲解释说，普通的秸秆饲料营养价值很低，但是在密闭条件下，经过氨化（氨水或尿素）处理，那些与木质素有联系的营养物质（如纤维素、半纤维素）就能通过化学反应分解，增加氮元素，而氮元素能促进胃里微生物的大量繁殖，这样一来，秸秆饲料的营养价值就大大提高了。不过目前这项技术尚处于研究阶段，而且氨化的过程也很有讲究，我们农村主要是针对牛吃的稻草进行氨化。

父亲标准地描述氨化饲料的概念和目前的适宜推广方向。

"听你爸说了关于氨化饲料的事后，我就偷偷在猪饲料里面加了一些尿素，猪吃食后常常睡觉，体重增加很快，去年那头猪养到这个时候也才两百来斤，今年这头有三百斤。"母亲一边看着屠户褪猪毛，一边说氨化饲料的事情。

打开猪的腹腔，情况并非想象的那样，猪的膘并不厚，反而有些薄，在网油上还挂满了水铃铛，看着大大小小的水铃铛，父亲责备母亲："瞎搞！听风就是雨，长得快，可长的都是水，有啥用？"

母亲也非常懊恼，后悔不该在饲料中加尿素，原本氨化牛饲料，弄到猪身上了，瞎忙一场啊！

年后上班，我就遇到一个中年女性患者，说自己体重增加得太快，平时饮食已经在控制了，但还是感觉喝水都会长胖。

切脉后，我发现患者右尺沉细无力，关部郁塞，这是明显的脾肾阳虚啊。

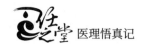

想想杀年猪时看到的水铃铛，再看看患者胀满的腹部，我一下子就明白了患者体重不断增加的原因！

人体内的水分，大约占到体重的 65%，水液的代谢与肺、脾、肾三脏有密切的关系，当三脏功能异常时，水液在体内的代谢就会出现异常，轻则体重增加，重则出现浮肿。许多人长胖，并不是脂肪增加，而是水液内停所致。

后来在治疗肥胖患者时，对于上腹部胀满的，我习惯运用枳实、白术和木香三味药；对于小腹胀满的，则加上附子、小茴香、荷叶；对于下肢沉重、浮肿厉害的，则配伍黄芪、益母草、川芎。

患者服用后，很快就感到轻松舒服了，体重也下降不少。可见，肥胖症的治疗，除了考虑降脂外，水液代谢异常也是非常多见的。

湿邪除了上述这些表现形式外，还有很多，比如，皮肤经常起湿疹、双腿经常浮肿、女性白带清稀量大等。

认清了这些表现形式，治疗时想到"土能克水"，想到"脾主燥"，再想想前面谈到的扫地的故事，在治疗湿邪为患的相关疾病时，自然而然会想到调脾！

当一种病邪长期存在于体内时，治疗的思路不是单纯驱邪这么简单，应该从相克的角度入手，培养病邪的天敌，培养虚弱的脏腑，脏腑强盛了，疾病就能得到控制。

🖌 五行相克的运用，不仅体现在对付湿邪上

湿邪如此，那寒邪呢？

有些患者经常咳嗽，稍稍受寒，立即诱发。有些患者夸张地说，只要有一根手指沾上凉水，就立即咳嗽。

火能御寒！

这样的患者是因为体内克制寒邪的火不足了。心主火，心脏就好比天上的太阳，太阳不出来，地上的寒邪是驱散不尽的。心火衰微的患者，就容易患此类疾患，这样的患者，稍稍接触凉物，就会开始咳嗽。

现在流行冬病夏治，按照五行来分，夏季属火，这是借大自然的火，来驱散人体内的寒。

其实，只要明白了相克的道理，温养心阳，让患者体内火力旺盛，自然就不会咳嗽了，一年四季都可以治疗，何须受夏季所限呢？

曾经有位外地的患者，长期咳嗽，稍稍受凉，病情立即加重，还总感到后背发凉，到了冬天，手脚冰凉，穿多厚的衣服都没有用。中药、西药吃了一大堆，效果都不尽如人意。后经人介绍找到我，切脉时，我发现他左寸沉迟而微，右寸浮紧而滑，表明心火衰微，肺中有寒痰凝积。综合各种症状，我建议他服用肉桂粥。患者连续服用半月后，病情痊愈。

肉桂粥做法如下：上好的肉桂一两，研成极细的粉末。用白粥一碗，加肉桂细粉 5 克，加少许白砂糖，调匀。每日早上吃一次，连续吃 10 天。

这粥看似简单，却能温通心阳，流通血脉，消散寒邪，对于寒性咳喘疗效特别好。

有些患者每到冬天就手脚发凉，无论如何都暖和不过来，这种情况也可以服用肉桂粥，连续服用一段时间，病情就会大为好转。

这里面的道理其实很简单，火能克寒，对于虚寒型疾病的治疗，就是需要补火，而心脏属火，只要心脏功能强盛了，人体自然就不会有寒了。

有人或许会问，单单一碗肉桂粥，就能将沉寒痼冷治愈？这又是什么道理？

要想明白这个道理，我们来看下一个故事：煤油燃烧的故事。

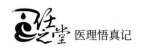

13. 煤油燃烧的故事

——如何祛寒

小时候家里点煤油灯，每当灯油用完时，我和弟弟都抢着给油灯加油。

有一次，在抢着加煤油的时候，不小心将油瓶打碎了，一瓶煤油泼了一地，弄是弄不起来了，关键问题是屋子里满是煤油味。母亲撒上一层草木灰，用扫帚扫了一遍，油少了不少，但被油浸润的地面，没法扫干净。为了防止煤油的继续挥发，弄得整个屋子都是煤油味，父亲用火柴点燃地上的煤油，很快熊熊大火燃烧了起来，不一会儿就将地上的油烧干净了，屋子里的煤油味慢慢淡了下来。

多年后学习中医，读到"善补阳者，必于阴中求阳，则阳得阴助而生化无穷"时，我便想到了小时候地上煤油燃烧的场景。火是属阳的，油是属阴的，没有油，就无从谈火，当一大摊煤油倒在地上的时候，只需要一根火柴，就可以产生熊熊大火。

在上一章中，我们谈到过肉桂粥，这米粥，其实就如同地上的一摊煤油，而那几克肉桂粉，就好似燃烧的火柴，服用肉桂粥之所以能让身体感到暖和，其实就是粥在肉桂的作用下，产生了大量的热量，热量在人体释放时，自然就不会感到冷了。单吃肉桂粉有没有效呢？也有效，但是力量很微弱，就好比一根火柴棒产生的热量一样，是非常有限的。单吃粥有没有效呢？那是没效的，就好比一大摊煤油，没有火来点燃它，是无法燃烧的。只有两者结合起来，才能产生熊熊大火。

明白了这个道理，我们再来看常见的中成药——桂附地黄丸，配方是在六味地黄丸的基础上增加附子、肉桂两味药材。

六味地黄丸是补肾阴的，附子、肉桂是补肾火的，这些大家都知道。

桂附地黄丸既然是补肾阳，治疗肾阳虚衰，为什么还要以六味地黄丸作为基础方，而不是只用附子、肉桂来补肾火呢？

这和煤油燃烧是一个道理，没有补肾阴的药作为基础，只用补肾火的药物，药力就无法持久，效果也会很一般。附子、肉桂只是一根燃烧的火柴而已，其实真正的热量来源在于补肾阴的药物——六味地黄丸。

想通了这些，再想想煤油燃烧的场景，对于阳虚的患者，用药上就会想到"善补阳者，必于阴中求阳，则阳得阴助而生化无穷"。

患者张女士，35岁，畏寒肢冷10多年。这10多年来，每年冬天格外怕冷，四肢发凉，每晚睡觉前必须用热水泡脚，不然彻夜难温。有时甚至泡脚后，过不了多久，依然发凉。气温剧降，必然会手脚生冻疮。10年来多方求治均未治愈。就诊时面色㿠白，舌质淡，脉虚细而迟。

张女士因为长期服用中药，疗效都不太好，对中药已经到了畏惧的程度。于是我建议患者服用肉桂粥，每天一次，连用10天。

她抱着半信半疑的态度回家试试看，10天后过来复诊，病情已大为好转，虽然怕冷，但夜晚热水泡脚后，整夜尚温。

患者见如此简单的方法都能有效果，信心大增，要求药物治疗。

于是，我建议患者服用桂胶膏。患者服用一个月后，面色红润，手足温暖。

桂胶膏处方制法如下。

| 黄 芪 300克 | 当 归 150克 | 阿 胶 200克 | 肉桂细粉 60克 |
| 蜂 蜜 2000克 | | | |

阿胶研成细粉备用；黄芪、当归加水5000毫升，煮两小时后，过滤，除去药渣。药汁小火浓缩至1000毫升左右，加入蜂蜜和阿胶细粉，慢慢搅匀，小火继续浓缩，用筷子挑起能拉两厘米左右的丝时，停火。待膏晾温后，加入肉桂细粉，搅匀即可。

每次一小勺，每日3次，饭后内服。如果嫌太甜，可以加开水稀释后服用。

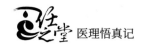

如果是肝火重，心情急躁的患者，可以在煮黄芪、当归的时候，加杭菊花100克。

如果是血脂偏高，嘴唇发暗的患者，可以在煮黄芪、当归的时候，加丹参150克、山楂200克。

如果经常腰酸，可在煮黄芪、当归的时候，加枸杞子150克。

配制此膏时，一定要注意肉桂粉是最后加入，而且必须等到膏变温后才能加入，因为温度较高时加入肉桂粉，不容易搅匀，容易形成一个个小疙瘩，而且肉桂的有效成分也容易破坏。阿胶一定要选择正品，否则不但起不到作用，反而有害于健康。

桂胶膏不仅适合气血不足，冬天手脚发凉的人服用，此膏加减，对诸多虚寒性疾病均有捷效。

曾治愈咳嗽10余年的患者。每年自农历九月开始咳嗽，至次年三月则自愈，反复发作10余年，伴手足发凉、背寒。服用桂胶膏一料后，当年冬季未再咳嗽，体质明显增强，次年秋，患者要求再服一剂。经此两剂，多年宿疾，得以痊愈。

曾治愈满脸生冻疮的患者。每年冬季面部及手足多处生冻疮，痒痛难忍，伴手足不温，经期延后，颜色发暗，小腹发凉，隐痛。服用桂胶膏一剂后，当年未再生冻疮，手足温暖。

曾治愈因宫寒症，胎儿停止发育的患者。怀孕3次，每次均因胎儿停止发育而引产，最长怀孕时间6个月。平时来月经时，小腹发凉，疼痛，腰酸。通过服用此膏后，宫寒症得以治愈，月经正常，后顺利怀孕产子。

人体阴阳可以相互转化，相互资生，明白了这其中的道理，在阴阳辨证用药上，思路就会开阔不少。

人体阳气的产生是以阴气为物质基础的，没有这个物质基础，阳气就会化生不足，物质基础充足了，阳气的产生自然也就旺盛了。

我们再来思考《黄帝内经》里面"秋冬养阴"这句话，秋冬养阴的目的，就是补养体内的阴气，让物质基础得到充实，明年春天阳气的生发才能旺盛。养阴的目的，就是为了养阳，"以从其根"说的不就是这个意思？

　　白天人体的阳气充斥于体表，保护机体，维持着人体一天的运动，有了阳气，人才能充满活力与朝气。但我们要看到在活力与朝气的背后，消耗的是人体的阴分。忙碌一天的人们，到了晚上就会困倦下来，这是因为阴分消耗太过，需要补充。如何补充？食物提供的营养物质可以补充，充分的休息也能补充人体。休息是为了补养阴分，补养阴分是为了第二天有更加充足的阳气，更好地去工作。

　　一年四季的更替变化和人体一天的变化，都蕴含着阴阳的相互资生与转化。张景岳在《景岳全书》中指出："善补阳者，必于阴中求阳，则阳得阴助而生化无穷。"这才是洞悉阴阳转化的玄机。

　　在这句话的后面是"善补阴者，必于阳中求阴，则阴得阳生而泉源不竭"，前面一句我们通过煤油的燃烧，很形象地理解了，在临床上也得到了验证，我们也通过此句，对阴阳的转化有了深刻的认识，那么后面一句意义大不大呢？如何来深入地理解？下面我们来看另外一个故事：游山洞的感悟。

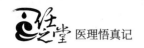

14. 游山洞的感悟

——不同类型失眠的诊治

在老家屋后，有一个很大的山洞，老人们都叫它"鸡蛋洞"，一次我问太爷，为什么山上的洞要叫"鸡蛋洞"？

太爷说，山洞内冬暖夏凉，前些年，每逢夏天天气炎热，镇上收购的鸡蛋过不了几天就变质，无法保存，后来他们发现山洞里夏天很凉快，于是修了一条山路，直通山洞，在洞内放了很多大缸，专为夏天储存鸡蛋用，于是大家都称山洞为"鸡蛋洞"，虽然这些年没用了，但大家叫鸡蛋洞也习惯了，所以一直称这个洞为"鸡蛋洞"。

太爷的话让我似信非信，为了验证其真伪，到了夏天，我就叫上小伙伴到山洞里玩，看看洞内是否真的很凉快。

情况的确如太爷所说，夏天虽然洞外天气炎热，但只要进入山洞，立即感到凉丝丝的。洞很深，站在洞中回头望，可以看到洞口有丝丝缕缕的雾气。洞顶水汽凝结成水珠，不时滴答滴答地向下滴，地面显得非常潮湿。

为了观察冬天洞内的情形，春节的时候，我和弟弟专门挑了一个寒冷的大雪天，爬上屋后高高的山头，去看鸡蛋洞是否依旧很冷。情况正好相反，冬天的山洞很暖和，我们在里面只待一会儿，就感到燥热，地面以及洞顶都很干燥。

太爷说得没错，山洞果真是冬暖夏凉！

学医之后，我看到《黄帝内经》中有一句话"春夏养阳，秋冬养阴"，一直有些纳闷，春夏天气暖和，为什么还需要养阳？秋冬天气本来就寒冷，却要养阴？难道春夏养阳不担心上火，秋冬养阴不担心体内湿邪加重？

回想起小时候游玩山洞时的情形，我开始理解"春夏养阳，秋冬养阴"这句话的真正含义了。

中医讲究天人相应，人体和自然是一样的。

夏天虽然天气炎热，但山洞内很冷，里面很潮湿；冬天虽然大雪纷飞，但山洞内很燥热。我们的身体也和山洞一样，夏天阳气充斥于体表，体内阳气缺乏，也是很潮湿、很阴冷；冬天阳气潜伏于体内，容易蒸腾阴液，所以人会感到很干燥。

《黄帝内经》上说春夏养阳，看看夏天的山洞，再想想夏天时我们的五脏，养阳气是理所当然的事情了；看看冬天的山洞，再想想冬天时节我们的五脏，它们也是处于温燥当中，养阴气更是理所当然的事情。

四季养生原则：春夏养阳，秋冬养阴

春主生，夏主长，生长属阳，所谓春夏养阳，即养生养长。春夏两季，天气由寒转暖，由暖转暑，是人体阳气生长之时，所以应该以调养阳气为主。阳为阴之根，养春夏之阳即是为了养秋冬之阴。而且，春夏阳盛于外而虚于内，所以也要养其内虚之阳。

春季养阳，重在养"生"。春为四时之首，万象更新之始，春季养生在精神、饮食、起居、运动等方面，都应顺应春天阳气生发、万物始生的特点，注意顾护阳气，注重一个"生"字。

夏季养阳，重在养"长"。夏季烈日炎炎，地热蒸腾，雨水充沛，是自然界万物繁荣、生长发育的季节，夏季养生应顺应阳盛于外的特点，注意顾护阳气，注重一个"长"字。

秋主收，冬主藏，收藏属阴，所谓秋冬养阴，即养收养藏。秋冬两季，气候逐渐变凉，是人体阳气收敛、阴精潜于内之时，故应以保养阴精为主。阴为阳之基，养秋冬之阴是为了养来年春夏之阳，而且秋冬阴盛于外而虚于内，故当养其内虚之阴。

秋季养阴，重在养"收"。秋天暑热渐消，气候凉爽干燥，是阳气渐收，阴气渐长，万物成熟与收获的季节，所以秋季养生，皆以养"收"为要。

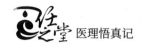
冬季养阴，重在养"藏"。冬天气温下降，天寒地冻，万物闭藏，此时阳气敛藏，阴液易于内亏，不少动物都要用冬眠来养精蓄锐，为来年春天生机勃发做准备，人类更应该顺应自然规律，所以冬季养生应该以"藏"为原则，以保暖避寒为要法，使阴精潜藏于内，阳气不致外泄。

夏天吃冰棍，冬天吃火锅，也都属于养生

既然春夏要养阳，那为什么夏天人们爱吃冰糕，而且吃后感到很舒服，吃了这些寒凉的食物是否与养生相违背？

心就好似太阳，肺就好似地球表面的大气层，肺气通于天，夏天天气炎热，人体的心火、肺火就会亢盛，上焦火盛，人就会感到心胸烦躁，口干舌燥，吃冰糕以寒制热，人就会感到舒畅。这与春夏养阳相违背吗？

夏天山洞内阴寒，相对于人体而言，为脾肾阳虚，下焦寒湿偏重，夏季养阳，养的是脾肾之阳，而不是心肺之阳。少量地吃些冷饮，可以清上焦之热，但过分贪凉，就容易导致中焦寒湿加重，夏天胃肠道疾病很多，就是这个道理。治疗夏天胃肠道疾病，我通常是让患者服用藿香正气水、附子理中丸，因为脾阳虚衰，复受寒邪而出现腹痛腹泻，只要温补脾阳就能痊愈。

既然秋冬养阴，为什么冬季人们爱吃火锅呢？火锅中含有很多辛辣温燥之物，为什么吃完后，人感到很暖和，很舒服呢？这与秋冬养阴是否相违背？

秋冬季节，太阳距离地球较夏季远，地球上温度较夏季低，水分蒸发就少，空气中湿度就低一些，就干燥一些，所以我们经常会感到嘴唇干燥，皮肤干燥，需要涂护肤品来滋润皮肤，不然皮肤中的水分流失，人就好似干枯了一样。

"秋冬养阴"的意思是，适当地补充体内的阴分，人就不会感到过分干燥。但补阴是不是一定就能达到效果呢？这也不一定！好比冬季，空气干燥，下几场雨，下几场雪，空气是不是就会湿润呢？这取决于太阳，如果下了一场雪，随后阳光很好，空气中湿度就会增加；如果只是下雪，气温不升高，那么空气依然会干燥。在上一章结尾，我谈到"善补阴者，必于阳中求阴则阴得阳生，而泉源不竭"。也就是说秋冬养阴的时候，别忘了适当地补充阳气，这样人体阴分才能得到阳气的蒸腾，才能濡养周身，才会泉源不竭。

这样来理解阴阳，理解补阴与补阳的关系，才会有深度。明白了阴阳的关系，再来看为什么冬天吃火锅后人很暖和，皮肤也湿润，就很清楚了。因为吃火锅，喝热汤的时候，既补充了人体的阴分，也补充了人体的阳气，阴液在阳气的温煦作用下，才能化为气，濡养周身。这也就是"阴得阳生，而泉源不竭"的道理。

但天天吃辛辣味较重的火锅行不行呢？那是绝对不行的，吃火锅能够补阳，但我们吃火锅的目的是促进补阴，如果天天吃火锅，那就是伤阴了，结果肯定是适得其反，导致人体阴虚加重。

同样，秋冬养阴是不是应该每天多吃滋阴、凉性的食物呢？那也是不对的！

有些人看了《黄帝内经》，知道了秋冬养阴，于是每天都吃上几个雪梨，喝冷饮，吃凉的酸奶，时间长了就会形成寒湿体质。因为阴分得不到阳气的推动和运化，成了一潭死水，必然是反过来伤人。

上面这些道理可能有些枯燥，不太好明白，我们举个大家都懂的例子。

有句谚语，叫"冬吃萝卜夏吃姜，不用医生开处方"。说的其实就是夏季吃姜可以养阳，冬季吃萝卜可以滋阴，这就是对"春夏养阳、秋冬养阴"的最朴素的实践。

但因为冬季寒冷，养阴的同时，还要防止受寒；夏季天气炎热，养阳的同时，也要防止中暑。只有辩证地认识养阴与养阳的关系，才不会盲目地养阴与养阳。

另外，每个人体质不一样，有些人体内阳虚阴盛，在夏季时容易感到四肢酸楚，沉重乏力，这时养阳显得非常重要。但到了冬季，即使空气干燥，这些人体内阴分也不会亏虚，他们就不需要过分地养阴，养阴反而会加重体内湿邪。

有些人身体瘦弱，火邪偏重，夏天时反而需要养阴，防止中暑，养阳就显得不是很重要。到了秋冬季节，养阴尤为重要，不然这类人就会感到特别干燥。

不同地域环境的气候状况也有所不同，南方四季都很暖和，这时要注重养阴；而北方四季寒冷，就需要养阳，来抵抗寒邪。

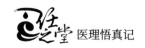

春夏养阳，秋冬养阴，是大自然的整体规律，我们在顺应这种规律的同时，也应当根据个人实际状况，有所偏重。也就是中医所说的"养生长寿宜因时、因地、因人而异"，只有真正懂得了这些，再来谈养生，谈治病，才能活学活用，有的放矢。

🎐 阴分亏虚导致的失眠

阴是死物，阳是动力，是能量，只有通过阳气的推动和温化，阴液才能发挥作用，只有"阴得阳生"，才能泉源不竭，这不仅仅是养生和保健，更是一种艺术，是道！

人活在天地之间，人体内气机循环与天地是相通的，我们只有不断地深入到自然界，向自然界学习，对养生才会有越来越深刻的认识和体会。

如果你还是不明白为什么春夏养阳，秋冬养阴，建议你也找一个山洞，夏天和冬天分别去看看，体会一下山洞的夏湿冬燥。站在山洞之中，就是站在天地的脏腑之中，也好似站在你自己的脏腑之中。

太极动而生阳，动极而静，静而生阴，静极复动。

对我们人体而言，它就好比是一个太极（在我的另一本书《医间道》中有系统的阐述），白天动而生阳，人体阳气输布于外，所以人在白天是动的，阳光的，展示的是一派阳刚之气。透过阳刚之气的外在表现，我们应该看到，这些输布于体表的阳气，为阴液所化，维持这种状态需要消耗体内的阴分。阳以阴为基础，阴以阳为表现形式，白天的所有活动，都是在消耗阴分。

当动到极限，阴分消耗过度，人就会疲劳，就需要静下来，需要休息。当人体入静或者入睡之后，阳气开始收敛，消耗减少，反过来促进阴分的化生，只有阴分养足了，人体第二天才能有充足的阳气。

人可以只喝水，不吃饭，活上一个星期，而且感觉还不是很坏，但让一个人整天整夜不睡觉，过不了两三天，人就会崩溃。这是为什么呢？因为动而生阳，生阳即耗阴，长时间地耗阴，就会阴分枯竭，身体自然就会受不了。最后的结局不是"阴平阳秘"，而是"阴阳离决"。

明白了这些道理，再看看长期失眠的患者，为什么他们满脸皱纹，为什么他们手掌的纹路很乱，这都是阴分亏虚的表现。由于长期失眠，阳不入阴，阴气得不到化生，体内五脏六腑阴液不足。

那么失眠该如何治疗呢？很简单，引阳入阴，就能治好失眠！首先，我来分析一下患者为什么阳不入阴，情况不外乎以下几种。

气郁化火型

有些患者经常心情烦躁，这是因为体内肝气郁结，气有余便是火，气郁化火，扰乱心神，阳气被排斥于外，就无法入阴了。

这样的患者只需要服用清热的药物，再配上解郁的药物，就会有很好的疗效。比如，栀子淡豆豉汤配四逆散。

寒湿严重型

有些患者是体内寒湿较重，阳气进入身体后，无法推动大量的寒湿之邪，人就会感到很累，睡觉睡得累，连做梦也是做很累人的梦，有的患者甚至描述，做梦时感觉双腿走路非常沉重，早上起来，好像一夜没有睡觉一样。

这样的患者，需要温补阳气，促进阳气推动阴液的运行，只要阳气足了，推动有力了，睡觉就感到轻松了。服用附子理中丸能起到很好的疗效。

阳不入阴型

有些患者属于阳气入阴的机制出现了问题。人之三阳为太阳、少阳、阳明，人之三阴为太阴、少阴、厥阴。由阳入阴，是由表入里的过程，即由太阳至少阳，由少阳至阳明，由阳明至太阴，由太阴至少阴，由少阴至厥阴，"人卧气血归于厥阴肝"就是这个道理。这里面的关键环节是由阳明到太阴的过程，也就是由阳转阴的关键环节，如果这个环节出现障碍，阳气自然无法入阴，人也就失眠了。

阳明在人体指的是胃，太阴在人体指的是脾。《黄帝内经》中写道："胃不和则卧不安。"因为阳气不能经过阳明胃，进入到太阴脾，阳不入阴，所以卧不安了！

半夏汤是《黄帝内经》中仅有的十个药方之一，专为失眠而设。原文记载其组成、用法及功效是："以流水千里以外者八升，扬之万遍，取其清五升煮之，炊以苇薪，火沸，置秫米一升，治半夏五合，徐炊，令竭为一升半，去其滓，饮汁一小杯，日三，稍益，以知为度。故其病新发者，覆杯则卧，汗出则已矣；久者，三饮而已也。"

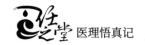

这里面的关键药材是半夏。半夏者，夏季的一半，夏季到秋季，是大自然由阳转阴的过程，半夏生长于夏季之半，大自然阳气正浓之时，正所谓"阳极生阴"。半夏归于胃经，禀赋阳极生阴之性，是引阳入阴的最好药材。

如果患者肝火较重，阳气也是无法进入肝的，因为肝火会排斥阳气，即使用半夏引阳入阴，也只能使阳气处于少阴、太阴的境地，患者能入睡，但会比较浅，只有在彻底清泻肝火之后，人才能进入熟睡的状态。

有一味药材叫夏枯草，此药长于夏季暑气正浓之时，到长夏季节就会因成熟而枯萎。大多数植物都是在入秋之后才枯黄，而此药独禀天地之气，提前枯黄，能将金秋肃杀之气提前，所以它具有清肝火、散瘀结的作用。肝火得清，则能吸引阳气入阴，因此对于阳不入阴、肝火亢盛的患者，半夏配夏枯草，疗效特佳。

阴阳之间、五脏之间是相互关联的，我们不能孤立地看待阴阳和五脏，只有深入思考它们内在的关系，对疾病的认识才能更加深入，为了继续深入地说明这个问题，我们来看另外一个小故事：修电扇的故事。

15. 修电扇的故事

——表里证的诊断与治疗

家里电扇坏了，我自己打开电扇的外壳，研究了好久，也没能找出原因，电机好像没烧坏，保险丝没有断，似乎没啥问题，可插上电源线，就是罢工——不转。看来电扇得上"医院"了！无奈中我只好将电扇扛到电器修理铺，看看他们有没有什么高招。听完我对电扇的"病情描述"，以及我对电扇的"治疗经过"，师傅也是拧下螺丝，打开外壳，然后，插上电源，直接用电笔测试是否有电。测试完告诉我，电扇没问题，电线断了！随后换了根电线，电扇就修好了。

一个看似复杂的问题，经过电笔的测试，轻轻松松就判断出问题的所在。不得不服，隔行如隔山，我由衷地感叹道。

🔥 小肠经受寒会引起心脏病？

这个故事原本就该这么过去了，但随后几天的一件事情，使我对修电扇的经过有了更深的认识，也可以说是更深的感悟。

一位老奶奶心慌、胸闷半个月，在医院救治，怀疑是冠心病，进行了心电图和心脏彩超检查，都没见到明显异常，服用改善心脏供血的药物后，症状倒是有缓解，所以医院建议她服用治疗心脏病的药物，但老奶奶发病前身体一直很好，她自己觉得心脏没问题。如果心脏真的没问题，长期服用治疗心脏病的药物，是不是会对身体造成不必要的损害呢？老奶奶一边服药，一边找机会咨询其他的医生，希望能够解开心中的疑惑。后来，老奶奶找到我，将检查及治疗经过详细地说给我听，希望我能帮助她解开心中的疑惑。我一边听着老奶奶的话，一边切脉。

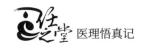

她的左寸浮取细弱，沉取有力，舌下静脉也没有曲张，嘴唇颜色还算正常，这都不像心脉瘀阻的情况。

"最近大便怎么样？"我询问道。

"别提了，上次吃东西凉了胃，这半个月肠道一直不太好，肚子总是隐隐作痛，每天大便三四次。"老奶奶开始述说起大便的事情，"也怪，每次拉稀便之后，心里总觉得空空的，就开始心慌了！"

老奶奶的病情描述，使我想起几天前修电扇的事情，电扇是因为电线断了，所以才不转，这位老奶奶则是因为肠道受寒，手太阳小肠经收缩，影响了心脏的气血供应。

《黄帝内经》中说："小肠手太阳之脉，起于小指之端，循手外侧上腕，出踝中，直上循臂骨下廉，出肘内侧两骨之间，上循臑外后廉，出肩解，绕肩胛，交肩上，入缺盆，络心，循咽，下膈，抵胃，属小肠；其支者，从缺盆循颈上颊，至目锐眦，却入耳中；其支者，别颊上顿抵鼻，至目内眦，斜络于颧。"

心与小肠是表里关系，这里的"入缺盆，络心"，就是小肠经与心经相连的证明。

老奶奶的小肠受寒，寒性收引，导致小肠经脉不畅通，小肠与心的表里联络通道受到阻断，心脏得不到小肠输送的经气，自然会感到心慌。腹泻之后，小肠经的经气减少，进一步加重病情。心脏原本无罪，只是替小肠受过罢了。

只针对心脏的治疗，采用活血通经的药物，其实除了改善心脏的血液循环之外，对疏通小肠经也是有一定好处的，所以也有效。但疾病的起因是肠中有寒，肠寒不能解决，则小肠经脉就会长期受困，这不是单纯服用治疗心脏病的药物能够解决的。就好似前面修电扇的故事，修理电线才是关键，针对电机进行修理，是不能解决问题的。

想通了这些道理，我就耐心地向老奶奶讲解，她为什么心脏会不舒服，应该如何来治疗，今后应该如何来预防，饮食上有什么注意事项等。

老奶奶听完我的讲解，非常高兴，长舒了一口气："我就说我没有心脏病，这下放心了，那你就将我的肠道治好吧！"

我建议她服用附子理中丸，平时吃点桂圆肉，一周后老奶奶告诉我，大便正常了，心也不慌了，治疗心脏病的药物一点儿没有吃，感觉挺好的。

一个被怀疑心脏病，建议长期服药的患者，就这样痊愈了！

这样的患者多不多呢？

很多！临床上经常遇到心慌、胸闷的患者，在医院做心电图检查，结果正常，平时大便不规律，一天几次或几天一次，有的患者身体消瘦，有的却肥胖，这些人在寻求中医治疗时，都有一个相同诊断：脾虚。其实他们的病变除了脾脏，还有小肠，小肠功能不健全才是关键。

有没有小肠的问题，鉴别起来也很简单，就是看患者左寸的脉象，正常脉象是不浮不沉，和缓有力。如果脉象沉细，浮取无脉，谓之小肠脉无；如果浮取实而有力，谓之小肠脉实。这两种情况都反映小肠有病变。

有些人切取左寸脉时，感觉偏浮或偏沉，总以为是心脏的疾患，然后套用西医的治疗思路，以活血化瘀的办法，来改善冠状动脉供血不足，是无法治愈疾患的。

针对小肠经气不畅的病机，寒者热之，热者寒之，虚者补之，实者泻之，才能从根本上治疗心脏不适。

在运用上述法则的同时，有一味药材不容忽视，那就是火麻仁。此药看似寻常，但它能滑利小肠，疏通小肠经脉，无论寒热虚实之证，用它都会有效。不相信的人可以看看《伤寒论》，看看炙甘草汤，它是治疗心悸的经典方，方中一味火麻仁，就是滑利小肠，疏通小肠经，改善少阴心经经气的运行。

《伤寒论》所记载的药物，均有深意，看似寻常之品，常常别有深意在其中。

心与小肠互为表里，就像两兄弟，或者就像人体的左右两只手一样，彼此关联，相互影响。小肠经气不畅，会影响心脏气血的运行；同样心火衰微时，小肠也会受寒邪侵犯，小肠受盛化物的功能也会减退。

切脉时左寸浮取为阳脉，为太阳小肠脉；沉取为阴脉，为少阴心脉。只有当阴阳协调平衡之后，脉象才不浮不沉。通过脉象判断，就可以知道是小肠导致了心脏不好，还是心脏导致了小肠不好。然后从心治小肠，或者从小肠治心。

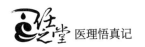

便秘会引起咳嗽？

五脏之中除了心与小肠相表里外，还有肺与大肠相表里，肝与胆相表里，脾与胃相表里，肾与膀胱相表里，心包与三焦相表里。通过前面谈到的心与小肠相互影响，我们可以类推，其他相表里的脏腑也是有关联的，也是相互影响的。

我们先来看肺与大肠相表里。当人体肺火较重时，肺火下移于大肠，大肠热毒过重，就会出现大便干结，甚至便秘。这样的患者很多，平时只要吃一些辛辣的食物，就容易诱发。此时，服用一些降肺火的药物，往往能起到较好的疗效。

桑叶质地很轻，属于清轻之品，能够走上焦，清肺火。因肺火导致的便秘，用桑叶泡茶喝，就能起到很好的治疗作用。这样的患者，除了大便秘结外，还伴随有头皮屑多、毛发干燥、咽喉干燥、鼻腔干燥等表现，通过这些伴随症状，就可以判断出便秘是由于肺火过亢，影响大肠的传导功能，导致便秘的产生。

同理，大肠传导失常，也会影响肺气的敛降，长期便秘的患者，肺气敛降功能就会受到影响，进而容易出现肺气上逆。这样的患者，受凉之后，就容易咳嗽，而且一拖就是很长时间，此时，泻大肠才是最好的治疗方法。

我治疗过这样一个典型病例：患者陈某，女，75岁，大便干结10余年，咳嗽一周。

她是10余年来，长期便秘，大便一周一次，干结如羊粪，一周前受凉，后出现咳嗽，咳痰，伴胸闷，心慌，心悸。在医院用抗生素治疗3天，病情没有明显好转，于是寻求中医治疗。患者是明显的裂纹舌，剥脱苔，右寸浮实而紧，沉取有力，右关尺间郁涩，左关郁涩。

这位患者是长期大便不通畅，大肠脉实，导致肺气不降，郁积化火，灼伤阴液，体内阴液亏虚，再加上感受寒邪，肺气宣发肃降更加失调，气机上逆，所以才咳嗽不止。治疗当以养阴通便，兼解表寒为主。

我给她开了一个中药方，兼用玄参、麦冬、火麻仁等，患者才服用一剂，就解出大量干结的大便，咳嗽好了一大半，服用3剂后，咳嗽痊愈。这个案例就是通过表里关系来治病的。

🔥 脏腑的表里关系

五脏与六腑互为表里，五脏属阴，藏而不泻；六腑属阳，泻而不藏。浊邪停留于五脏，容易出现藏而不泻的状况，只有通过通泻六腑，以表治里，才能排泄五脏积蓄之邪气。

泻大肠可以治疗肺中浊邪。

泻小肠可以治疗心中浊邪。

泻胆腑可以治疗肝之浊邪。

泻膀胱可以治疗肾之浊邪。

降胃气可以治疗脾之浊邪。

临床上经常看到医生对黄疸型肝炎的患者采用疏肝利胆的治疗法则，这就是通过泻胆来治疗肝，如果不从胆入手，只是从肝来用药，那么肝中的邪气就没有出路，治疗就会进入死胡同。

治疗肾病患者，医生会从膀胱入手，因为只有小便通畅了，肾脏的毒素才能被排出。慢性肾病患者，尿素氮、肌酐等指标会出现异常，它们只有在小便通畅了之后，才有可能转为正常。没有哪个患者膀胱都排不出尿了，肾脏还是好的。

治疗脾脏的疾病，需要从胃入手。当脾脏被痰湿所困之后，脾脏的升清功能就会减退，运化功能也会减退。而健脾的同时，通过降胃泄浊，有利于痰湿从肠道排泄出来，只有胃的降浊功能正常，脾的升清功能才能得到充分发挥，中焦气机才能有升有降，中焦如沤的功能才能正常，脾胃之土才能化生万物。

明白了上述道理，在治疗五脏疾病时，就需要兼顾六腑，考虑六腑的功能是否异常，从六腑入手，清泻五脏的浊邪，就可以起到事半功倍的效果。

通过泻腑来治脏，实证如此，虚证则需要针对亏虚的脏腑，补充气血。如果虚证还用泻法，还是来泻大肠，那五脏会更加亏虚，病情会更加严重。

为了说明这个问题，我们来看下面一个故事：油灯的故事。

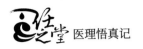

16. 油灯的故事

——虚证的诊断与治疗（一）

中医理论中有一句话，叫"体阴而用阳"，这句话要理解透彻，不容易。在我第一次接触到这句话的时候，我想起了初中用油灯的情形。

读初三的时候需要住校，每天要上晚自习。当年学校还没有电，照明需要油灯。家境好一点的学生，就买一些蜡烛，每晚点蜡烛上自习。家境不好的学生就点煤油灯，所谓的煤油灯，也不是买现成的煤油灯，都是学生自己做的。

做煤油灯很简单，找一个空的墨水瓶，洗干净后晾干。在瓶盖上用铅笔刀铰一个洞，大约铅笔粗细，再找一支已经用完的牙膏，那时的牙膏袋都是铝皮做的，将牙膏袋展开后卷成一个圆筒，塞在铰好的墨水瓶瓶盖的洞内，然后穿上两根旧球鞋带作为灯芯，一个简易的煤油灯就算是做好了。使用时在瓶中注入煤油，就可以点燃。虽然煤油燃烧时释放大量的黑烟，但火光还是很亮的。几十盏简易的煤油灯，照亮整个教室。一群青涩的少年，就在这满屋飘着黑烟的教室内琅琅读书，条件很简陋，但很温馨。

🔥 心血不足的治疗

多年后上大学，学习中医基础理论，每每讲到心主血脉，心属火，体阴而用阳，我脑海中首先想到的都是心脏的模型，好比读初中时的煤油灯一样，煤油灯装的是油，通过油的燃烧产生火光；心脏主血，心脏内流淌的是阴血，但这些阴血却能让心脏产生心火，化生阳气。

如果煤油灯没有油了，灯是无法点燃的；同理，如果心血不足了，心火就会衰微，就会产生心悸怔忡，头昏目眩，面色少华，唇甲色淡，舌质淡，脉细弱等症状。这样的人做心电图检查，就会发现心律失常。

油灯没有油了，我们知道要加油，这样才能继续点灯，同理，心血不足了，出现上述的不适之症，我们就应当补养心血。

心血不足导致心律失常时，就需要补血养心，益气安神。临床上常用归脾汤，组方为党参、黄芪、白术、茯苓、酸枣仁、龙眼肉、当归、炙远志、木香、炙甘草、生姜、大枣。

方中的人参、黄芪、白术、炙甘草能益气健脾，以资生化之源，使心气虚得补，气能生血，从气治血；当归、龙眼肉能补养心血；酸枣仁、茯苓、炙远志能养心安神；木香能理气醒脾，使其补而不滞。全方共建健脾补血、养心安神之功。

心脏气血不足的患者，除了喝归脾汤，也可以买中成药归脾丸吃，效果也是一样的好。浓缩丸的话，每次服用8丸，每天服3次即可。此药具有健脾养心、益气补血的功效，最适用于食少体倦、面色萎黄、健忘失眠、心悸等症。因为此药补养心脾，能够增强脾脏的统血能力，因此对于各种虚证所致的出血，均有效用。临床上对于特发性血小板减少性紫癜、神经衰弱、窦性心动过缓以及阵发性心动过速均有效用。

如果心脏气虚重于血虚，阳虚重于阴虚，就要服用柏子养心丸。此药由柏子仁、党参、炙黄芪、川芎、当归、茯苓、远志（制）、酸枣仁、肉桂、五味子（蒸）、半夏曲、炙甘草、朱砂组成。可补气，养血，安神，主要针对心气不足、心阳虚寒的患者，症见夜寐多梦，心悸易惊，神疲气短，健忘盗汗，身体乏力，舌质淡红，舌苔薄白，脉细略数等。但由于此方中温热药偏多，所以燥热心烦者、肝阳上亢等有热象者均不宜服用。

如果心脏血虚重于气虚，阴虚重于阳虚，出现心阴不足，心悸健忘，失眠多梦，大便干燥等症状，可以服用天王补心丸，此药由丹参、当归、石菖蒲、党参、茯苓、五味子、麦冬、天冬、地黄、玄参、远志（制）、酸枣仁（炒）、柏子仁、桔梗、甘草、朱砂组成，具有滋阴养血、补心安神的功效。

如果心脏阴血亏虚较盛，导致虚火亢盛，出现胸中烦热、心悸不宁的症状，就需要选用朱砂安神片，此药由朱砂、黄连、地黄、当归、甘草组成，具有清心养血、镇静安神之功。

上面，我分四种情况将心血不足的治疗方法进行了阐述，而当疾病尚未发展到严重阶段时，只要平日注重食疗，就可以解决问题。

下面讲一种补养心血的食疗方法：柏子猪心汤。

柏子仁 20 克、猪心 1 个。将猪心洗净，用刀切一小口，将柏子仁放入猪心内，用线扎紧，放入砂锅，加水炖，以猪心炖烂为度。加入食盐、鸡精调味。吃肉喝汤，每周 2～3 次。

心血不足的人，平时除了注意药物和食物调理外，养成良好的生活习惯也很重要，尽量做到清心寡欲，正如《清静经》写道："夫人神好清，而心扰之；人心好静，而欲牵之。常能遣其欲，而心自静，澄其心而神自清。"

《清静经》全文只有 401 个字，篇幅虽然短，内容却很丰富，是道教炼养术重要资料之一。它首先阐释无形、无情、无名的大道，具有生育天地、运行日月、长养万物的功能；而道有清、浊、动、静，"清者浊之源，动者静之基"，因此，"人能常清静，天地悉皆归"。接着说明，人神要常清静，必须遣欲澄心，去掉一切贪求、妄想与烦恼，实现"内观其心，心无其心；外观其形，形无其形；远观其物，物无其物，三者既悟，唯见于空"的常寂真静境界。最后指出："如此清静，渐入真道，既入真道，名为得道，虽名得道，实无所得。"所以《清静经》，是教人遣欲入静的修炼要领。

虽然不是每个人都能修身得道，但领悟其中的思想，遇事想开一点，欲望少一点，这样人心就会安宁下来，人神就会清静下来，人体阴阳之间才能正常转换，身体内的疾病就会慢慢得到修复，此乃不治病而治病。

这种思想与《黄帝内经》的养生思想是一致的，其中写道："故美其食，任其服，乐其俗，高下不相慕，其民故曰朴。"

虽然讲述方法不同，但养生之道是相同的。在现实生活中，大凡心胸开阔，思想简单的人，其病情往往容易治疗，因为其心宁静，心神得养。

🍶 肝血不足的治疗

不只是心脏"体阴而用阳"，肝脏也是"体阴而用阳"。肝藏血，阴血是肝脏功能的物质基础，肝脏阴血亏虚，人就会失眠多梦，精神萎靡，眩晕。

肝主筋，其华在爪。肝血不足，患者筋失濡养，四肢关节活动就会受限，指甲就会粗糙，形似瓦楞。

肝开窍于目。肝血不足的人，双眼干涩，视力就会下降，看东西就会模糊。

肝血不足，阴不制阳，虚阳上越，人就会感到偏头痛，面部容易发红。从表现症状来看，好似实证，其实是虚证。

曾经有个广州的病号找到我，患者长期脸发热，眼发昏，视力模糊，在医院反复检查，都没有什么异常。我建议患者服用明目地黄丸，3天见效，一周后诸症平息。

患者病情其实很简单，就是肝肾阴虚，肝血不足，虚火上冲所致。明目地黄丸的组方为熟地黄、山茱萸（制）、牡丹皮、山药、茯苓、泽泻、枸杞子、菊花、当归、白芍、蒺藜、石决明（煅）。它就是在六味地黄丸的基础上，增加了枸杞子、菊花、当归、白芍、蒺藜、石决明（煅）几味药。

枸杞子，味甘、性平，入肝、肾经。功能补益肝肾、养阴补血、益精明目。

菊花，味甘微苦、性凉，入肺、肝、胃经。功能疏风散热、清肝明目、解毒消肿。

当归，味甘辛、性温，入肝、心、脾经。功能补血活血、调经止痛、润肠通便。

白芍，味苦酸、性微寒，入肝、脾经。功能养血敛阴，平抑肝阳、柔肝止痛。

蒺藜，味苦辛、性平，入肺、肝经。功能平肝解郁、祛风明目。常用于肝阳上亢、肝气郁结、乳闭不通、肝热、目赤多泪、风疹瘙痒等证。

石决明（煅），味咸、性寒，入肝经。功能平肝潜阳、清肝明目。

六味地黄丸能养肾阴，滋水涵木；当归、白芍、枸杞子三味药能养血柔肝，补充肝脏阴血；菊花、蒺藜可以清肝经热邪；石决明能够平肝镇肝，防止肝中虚火上逆。这几味药综合起来，就能起到滋肾、养肝、明目的作用。

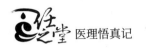

如果肝阴极度亏虚，肝热上冲过度，患者已经出现头目胀痛的症状，那又要如何治疗呢？在补养肝肾的基础上，加大平肝镇肝之力即可，也就是在服用明目地黄丸的基础上，配合服用脑立清丸。

脑立清丸的成分是磁石、赭石、珍珠母、清半夏、酒曲、酒曲（炒）、牛膝、薄荷脑、冰片、猪胆汁。它主要用于肝阳上亢、阳动化风侵扰清窍所致的各种脑部病变。

肝阳上亢的，治疗时应当首先考虑镇肝潜阳，故选用珍珠母、代赭石、磁石为主药，以重镇潜阳，降逆安神。猪胆汁咸苦寒而入肝胆，功可凉肝息风、清热醒脑，使人脑窍顿清。冰片、薄荷脑清凉芳香，清利头目，开窍醒神，与猪胆汁既凉肝息风而助主药平息肝风，又开窍醒脑，故为辅药。半夏化痰降逆，酒曲调和脾胃，这两味药能治疗肝阳上亢的并发症，故为佐药。此方最绝妙之处在于牛膝引火下行，使上亢之阳归于肾，故为使药。

诸药配合，重镇潜阳，芳香清凉，醒脑开窍，化痰降逆，上扰清窍之热立清，故名脑立清，可见其速效。脑立清配合明目地黄丸使用，补养肝肾之阴，清利头目之热，平抑肝阳之亢，则标本兼治，疗效颇佳。

动而生阳，静而生阴。心肝血虚之人，平时无事之时，当盘膝静坐，静心调息，气沉丹田，培补下焦，时时如此，则远胜于药补和食补。

通过煤油灯的故事，我阐述了心血虚、肝血虚及其变证在临床中的表现以及治疗思路，同时阐述了阴分不足的保养之法。虚证在人体的表现，有时不是这么容易就能辨析清楚的，下面我们通过另外一个故事来加深对虚证的理解，下一个故事：拉牛车的故事。

17. 拉牛车的故事

——虚证的诊断与治疗（二）

有年夏天回老家，父亲正准备赶牛拉稻谷到镇上碾米，看着父亲花白的头发，我不放心老爷子一人赶车上坡下坎的，便随父亲一同前往。下午碾完米，我们慢慢悠悠地赶着牛拉车回家。回家要经过几个大坡，等爬到最后几个坡时，牛不走了，再怎么用鞭子抽，它总是边走边歇。

"是不是牛老了，拉不动了？"我感叹道。

"这点活它还是可以干的！只是上午没吃草，这会儿没力气了。你再抽它也没用。干脆我们休息会儿，我抽支烟，让它在路边吃吃草，再赶路也不迟！"父亲将车停了下来。

我们一边聊天，一边看着牛大口大口地吃草。

父亲的话没错，半小时后，我们再赶牛，这家伙果然有力气了，拉车也快了。

"牛拉不动车，是因为没吃草的缘故啊！"

🍶 肠道气血亏虚，导致便秘

回到家中，村里有人听说我回老家了，立刻就有病号过来求诊。

这是个顽固性便秘的患者，看看她的病历本，以前吃过不少药，有麻仁丸为主加减的中药，也有增液汤加减的中药，还有直接用番泻叶泡茶喝的……

她很痛苦地说："刚开始这些办法都有效，慢慢就没效了，现在一周也难得一次大便，而且还很干，平时经常口干，心里发热，总想喝点凉的，冬天脚冰凉，来月经时小肚子痛。上个月在镇上请一位老中医看，说是体内寒气偏重，喝了5剂药，虽然来月经不痛了，但大便还是不好，肚子老是鼓鼓的！"

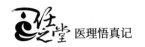

我看了看她的舌苔，舌根部发白！切脉右尺沉迟而涩，左关郁滞。

从脉象以及舌象上分析，患者的确有肾阳虚、肝血不足、肝气郁结化火的情况，但这便秘又是怎么回事？

我一边看着病历，一边沉思。

远处父亲正在给牛喂草，看着高高兴兴吃草的老黄牛，想起它下午怎么抽打也不愿意拉车的样子，我仿佛明白了一些道理。

她肝气郁结，郁而化火，热扰胸膈，导致心胸烦热，于是贪凉饮冷，时间久后，自然是肠道积寒，同时伤及肾阳。寒性收引，肠道的血液运行出了问题，使肠道得不到血液的滋养，自然蠕动无力，就好像家里的老黄牛一样，吃不到草，自然无力拉车了。用大黄、番泻叶之类泻药通便，就好比用鞭子抽打饥饿的牛，无论怎样抽打，饿牛拉车都是没力气的啊！

想明白这些，我再看看镇上老中医的方子，温补脾肾、润肠通便。思路很好，于是我在原方基础上加了栀子、淡豆豉、香附子、三七、赤芍、红藤、桃仁。

一个月后，老家的人打电话给我，说这个便秘的患者病已经治愈，效果非常好！一次赶牛拉车的经历，给我上了一堂很重要的课！

清补润推，四招通便

有了这次拉牛车的经历之后，再遇到顽固性便秘的患者时，我就喜欢配伍使用活血化瘀的药物，只有肠道内壁血脉通畅了，肠道吃饱饭了，才有力量蠕动，大便在肠道的传输才能及时，才不会便秘。

来看一个典型的病例。患者罗某，男，70岁，大便干结5年余。

患者5年来长期大便干结，经常一周左右大便一次，身体消瘦，伴头痛，眼睛发红，失眠多梦，饮食正常。脉象舌象也不正常，裂纹舌，剥脱苔，六脉郁涩。血脂、血黏度倒是正常，但血压偏高，达到170/95mmHg。经常服用四五种降压药，可血压还是很难控制，医院多次建议住院治疗。

从他的脉象来看，气血瘀滞比较严重，这类脉象多见于血黏度较高的患者，但他曾因高血压多次检查过血脂血黏度，都正常，再结合便秘，当属腑气不通，体内气机瘀滞，气滞则血瘀，血行不畅，进一步加重肠道便秘。他的血压升高，头痛、失眠，均是气血瘀滞，化火所致。

于是我采用滋阴润燥、理气活血、软坚通便的治疗方法，处方如下：

玄　参 30克	麦　冬 20克	火麻仁 30克	丹　参 20克
红　藤 15克	木　香 15克	生大黄 10克（后下）	
生甘草 8克	芒　硝 15克（冲服）		

患者服用3剂后，每天解大便两次，质软量多，自述从未如此畅快地解过大便。头痛、失眠也大为好转，测血压，已降至150/85mmHg。

复诊时去掉芒硝，增加党参，继续服用，此后的处方稍作加减，服用20余剂，便秘痊愈，血压也恢复正常。

洗过猪大肠的人都知道，大肠有很多褶皱，长期便秘的患者，大肠的褶皱都积存了一些粪便，有些积蓄得比较多，形成憩室，做B超时，还以为是肿瘤。这些粪便长期积蓄在体内，严重影响肠道传输功能，而且毒素被人体吸收，体内浊气不降，清气不升，除了大便干结，人还会感到头脑昏沉，面部长斑，气色灰暗，嘴唇紫暗，等等。

对于顽固性便秘的治疗，恢复肠道蠕动功能是关键，也就是让肠道吃饱饭，有力气干活。恢复肠道蠕动功能的前提是彻底清理肠道旮旮旯旯的宿便，就好比给家里做大扫除一样，让肠壁光滑，同时服用润肠的药物，这样粪便残渣在肠道才能顺利移动。再服用补气和活血的药物，肠道蠕动力量就会慢慢恢复。

在前面的案例中，用芒硝的目的就是软坚散结，促进肠道旮旮旯旯宿便的排泄，等服用三五天之后，这些积蓄粪便排空，就不需要再使用此药了。

丹参、红藤能活血通脉，改善肠道血脉的运行，为肠道提供能量，说通俗点就是让肠道吃饱饭，有力气干活。

木香理气醒脾，气行则血行，肠道通气了，血脉也就跟着通畅了。

玄参、麦冬滋阴润燥，补充肠道水分，这样大便就不会太干，也利于大便传输。

火麻仁的最大功效是滑利肠道，它富含油脂，能保持肠道内壁光滑，同样利于大便的传输。

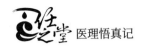

生大黄能够刺激肠道，促进其蠕动，就好比本章开篇所讲的故事，生大黄就是赶牛用的鞭子，牛吃饱了，用鞭子适当地抽上几下，牛就跑得快。

清理肠道，保持通畅；

补足气血，提供能量；

增加水分，保持湿润；

抽上几鞭，促进蠕动。

从四个方面入手，顽固性便秘大多都能治愈，但有一点值得思考，那就是为什么患者肠道血脉会瘀阻，肠道会干燥，其诱因在哪里？

这个问题想明白了，对便秘的认识就又深入一层了。

肾阳虚的患者，肠道有寒，肠壁血管常处于收缩状态，有时就连肠道也处于收缩状态，严重时还会出现肠痉挛。肠道血管长期受寒收缩，自然肠道气血匮乏，蠕动无力。古方半硫丸能治疗冷秘，就是基于这个道理。因此对于脾肾阳虚伴有便秘的患者，在综合考虑前面讲的四个因素后，配合运用温补脾肾的药物（比如饭前服用附子理中丸）来散肠道寒邪，常常能收到很好的疗效。

肺火重的患者，肺热移于大肠，肠道火邪偏重，火邪烁伤肠道津液，大便干结如羊粪，自然在体内无法传输。治疗时除了考虑到前面四个方面，还要配合运用清肺火的药物，比如桑叶、黄芩，就能收到较好的疗效。

🏮 头部气血虚，通脉口服液来治

肠道气血不足，便会引发便秘，同理，人体其他脏腑器官也是如此，举一反三，我们就能想通很多道理。

如果大脑缺气缺血，就会头昏、嗜睡，白天呵欠连天。

如果耳朵缺气缺血，就会耳鸣。

如果心脏缺气缺血，就会胸闷，心慌，胸痛。

如果四肢缺气缺血，就会四肢乏力。

……

这些都是一样的道理，只要我们稍稍深入思考一下"拉牛车的故事"，就能很清楚上述这些疾病的治疗方法。

大脑缺气缺血，听起来有些奇怪，西医通常说缺血缺氧，没有谈及缺血缺气。其实这里面包含两个方面，一个方面，大脑缺血，当缺血之后，自然就缺氧了；另一个方面，是缺气，缺乏的是经络之气，阳气！

脑缺血的患者，颅内血管会出现异常，比如血管狭窄、血管痉挛等；缺气的患者，颅内血管检查常常见不到什么异常，但患者都伴有颈部肌肉僵硬的症状。这是因为人体所有阳经都要通过颈部上行至头，颈部肌肉僵硬会导致经络不畅，阳气不能上聚于头部，清阳不升，人就感到昏沉，嗜睡。

对于脑缺血引起的头昏头痛，可以采用通脉口服液治疗，此药由丹参、川芎、葛根组成，具有活血通脉的作用。用于缺血性心脑血管疾病，如动脉硬化、脑血栓、脑缺血、冠心病、心绞痛等，效果卓然。

组方中的葛根藤蔓悠长，具有通达人体十二经脉的作用，且能够缓解颈部肌肉僵硬；丹参色赤入心，具有养血活血、清心除烦、安神的功效，对于心脑血管痉挛或不畅，疗效较佳；川芎行气活血，能行血中之气，凡气滞血瘀的头痛头昏者用之皆有良效。药虽三味，但针对人体大脑气血缺乏而设，针对性强，颇有效应。

🍶 耳朵气血虚，造成耳鸣

耳朵缺气缺血，就会耳鸣、耳聋。许多中医爱好者，看到医书上说"肾开窍于耳"后，遇到耳鸣，首先都会想到肾虚，虚火上冲。其实耳鸣不都是肾虚引起的。

任何疾病都分虚实，耳鸣也不例外。火向上冲，可以出现耳鸣；阳气上升不足，使耳窍失去濡养，也可以出现耳鸣。

《医林改错》中有一个方子叫通气散，就是治疗耳窍失养所致耳鸣的名方。通气散的组成是柴胡、香附、川芎，它能通过疏肝理气，改善耳窍气血循环，促进血液对耳窍的滋养，治疗耳聋不闻雷声，疗效神奇。

患者刘某，男，40岁，右耳耳鸣反复发作3个月，最近一周加重。

患者自己说，3个月前某次熬夜后的一个早上，起床后突然出现耳鸣，声音如夏日蝉鸣，日夜不休。他随即到当地医院就诊，医生给予扩张血管及营养神经，住院治疗一个月，病情减轻，但仍然没能治愈，后来内服中药一个月，

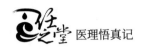

病情时好时坏，情绪激动时，就会诱发和加重。一周前，喝了一次酒，病情又加重，经人介绍，来我这就诊。

他来就诊时，心情烦躁，伴头昏、失眠多梦，齿痕舌，舌边红。切脉：左寸沉细而数，上延鱼际，左关郁塞，左尺细软；右寸浮滑。整体脉象右侧有上越之势，左侧有气郁中焦之势。

据此分析，患者从事销售工作，平素压力较大，工作不顺，肝胆气机郁结，人体阳气不能从左侧随肝上达于头，头本来是清阳汇集之所，清阳不升，所以他会头昏；肝气郁结化火，心血失养，所以会心烦失眠；左侧清阳不升，右侧浊阴不降，虚火自右侧上升，上攻于脑，所以会右侧耳鸣。针对这些问题，在治疗上，要以升清降浊为主要思路。

我给他开了处方，患者服用3剂后，耳鸣消失，继续服用3剂，巩固疗效。此患者治愈后，还介绍他的妹妹过来就诊，也是耳鸣，参照上述思路治疗，仅仅1剂，病情就有减轻，3剂药彻底痊愈。此后，我按照这个思路，治疗耳鸣近10例，效果颇佳。

耳鸣这个毛病，因为是肝经湿热造成的，患者多左侧耳鸣，常伴口苦、左侧偏头痛，用龙胆泻肝汤可愈；耳鸣时轻时重，伴腰膝酸软的，用耳聋左慈丸、六味地黄丸、知柏地黄丸等；耳中如有潮水之声，伴下肢沉重，晕眩者，一味泽泻饮可治；突发耳鸣，伴头痛目赤，咽喉肿痛者，多为风热上攻，疏风清热可治；种种情况，不一一细数，总之，临证时随证治疗即可，但有一点是相同的，那就是在辨证基础上，配伍"通气散"，这样起效较快。

通气散的运用，和拉牛车的故事是一个道理，人体清阳不升，耳窍气血不足，自然就会耳鸣耳聋了。而补足了耳窍的气血，耳鸣耳聋才会迅速痊愈。

与拉牛车道理相通的疾病还有很多，大凡"废弃不用"之病，均可运用这样的思维模式来治疗。这也是从另外一个角度来阐述"虚则补之"的临床实用价值。

从生活中感受中医理论，加深对中医理论的理解，是学习中医的不二法门。下面我们通过另外一个故事来学习中医，感悟中医——吃饺子的故事！

18. 吃饺子的故事

——原汤化原食的启示

　　小时候，每年过年，家里总爱包些饺子。每次吃饺子的时候，父母总爱在盛完饺子后，再给每人碗里浇上一些饺子汤，说是"原汤化原食"。吃完饺子，再喝点饺子汤，就容易消化。小时候，我总是怀疑这句话的真实性。有次吃饺子，我就不要饺子汤，只吃了满满一大碗饺子，结果第二天，胃胀得难受，不想吃饭，还不停地打嗝，闹了两天，胃才好起来。

　　多年以后，长大成人，离开了父母，自己闯荡社会，每次吃饺子或汤圆，总爱喝点汤，也总想起儿时父母的教诲——原汤化原食。

　　从医后，临床上会遇到许多疑难杂症，而解决这些疑难杂症，除了需要丰富的临床经验外，还需要感悟，许多道理悟透了，自然就会有心得，有疗效。

🫗 秋石可治肾结石

　　记得有一次，治疗一位肾结石患者，结石不大，但用药一周仍无法将其排出，患者着急，我也着急，后来请教一位道医朋友，道长建议加一味秋石。我按此用药后，结石由大化小，顺利排出体外。

　　我十分诧异，治疗结石，为什么要用秋石，以石治石，难道不担心结石变大？道长的一番话，解除了我的疑惑。

　　在中国的饮食传统中，老人们在吃完捞面、水饺后，都要喝点原汤，这叫作"原汤化原食"，喝了汤之后，食物就容易消化了。秋石是人尿加工而成的，味咸寒，能散结、降火、化瘀，取秋石作为药引，实为"原汤化原食"之

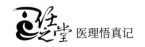

意，借用尿提取的药物，来化尿形成的结石。如果没有秋石，加上童便少许作为药引，也能起到同样的效果。

道长的一番话让我茅塞顿开，小时候吃饺子的情形立即浮现在眼前。是啊，用秋石作为药引，这可真是"原汤化原食"啊！

在随后治疗泌尿系统疾病的时候，如慢性膀胱炎所致的膀胱壁毛糙、泌尿系结石、泌尿系肿瘤等，我就喜欢加上秋石这味药，往往收到意想不到的效果。

与临床毫无关联的事情，到了道长手中，却能联系起来，熟练运用，不得不佩服道长的感悟力。

🐚 鸡内金可治胆结石

道长谈完秋石的故事后，接着又讲起了一个类似的故事。

杀鸡时，在鸡的嗉囊里面，会发现很多小石头，这些小石头，在鸡的胃里面反复碾磨，有助于食物的消化，但鸡的嗉囊内壁，却不会因为这些石头的碾磨而受伤。古人通过这些观察，从而推断出鸡嗉囊内壁（也就是鸡内金），具有消化饮食和消磨石头的作用，配伍其他药物一起使用，能治疗胆结石、肾结石。

既然石头和吃下的食物能够被消化，那其他有形之物能否被消化呢？

慢性胆囊炎患者，胆囊内壁毛糙，能否通过鸡内金来消除毛糙的胆囊内壁呢？结果自然是肯定的。

治疗胆囊内壁毛糙可以使用鸡内金，那慢性膀胱炎患者，膀胱内壁毛糙是否可以使用呢？

如果胆结石可以使用，那么胆囊息肉可以使用吗？照样可以使用！

这些有形之疾可以使用，那其他的有形之疾呢？

顽痰阻滞经络，在使用顺气化痰、疏通经络的药物时，也可以配伍鸡内金。

竹沥能滑痰

谈完鸡内金的妙用，道长继续谈论另外一味药——竹沥。竹沥是竹子经加工后提取的汁液。将鲜竹竿截成 30～50 厘米长，两端去节，劈开，架起，中部用火烤，两端即有液汁流出，以器盛之，青黄色或黄棕色液汁，透明，具焦香气。性味甘寒，能清心肺胃之火，有豁痰润燥、定惊之效。《丹溪心法》中描述道："竹沥滑痰。""痰在膈间，使人癫狂，或健忘，或风痰，皆用竹沥，亦能养血。"

大凡食物之浆液、汁水，其性多黏稠，性滑利者少，为什么竹沥能够滑痰？

道长解释道："观竹之形态，中空而直，从头至根部，看似有节所阻，其实中央气机相通，就好比人之体腔，被隔膜分为胸腔、腹腔、盆腔，好似竹之三节，看似不通，其实三节之中由三焦上下贯穿，内外相连，竹之内质为竹茹，清热化痰，贯通竹之全身，借用于人，能贯通人之三焦。非简单的化痰之品，实为清化痰热自三焦水道而出。竹沥为竹之精，其通利三焦，化三焦痰热最速。三焦与心包互为表里，凡心包受痰热所困，心神不宁者，用竹沥皆有捷效。"

"竹之一物，看似普通，实禀天地之造化，具有神奇的功效，其竹茹、竹沥、竹黄，均有通利之性，凡热痰、顽痰阻滞三焦、六腑，均可配伍使用。"

听完道长的论述，我不由得感慨天地造化之神奇。

人生活在天地之中，为万物之精灵，人之五脏六腑，通过五行归类，通过取象类比，在自然界中随处可见其踪迹。取象于天地之间，类比如五脏之属，则疾病均可以寻找到对应的治疗法则，大自然就如同一本书，读自然就是读疾病，读自然就是读自身。

下面我们通过另外一个故事，来感受生活，感受大自然之道：废物利用的故事！

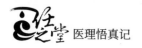

19. 废物利用的故事
——高血压、高脂血症、糖尿病的诊断与治疗

去年有次看电视报道说，城市垃圾正在进行分类处理，其中有用的垃圾被回收，没用的垃圾被焚烧，而焚烧产生的热量可以用来烧锅炉，将热量转化为蒸汽，然后蒸汽可以用来发电。看似无用的垃圾，通过一系列的处理，反而为人们生活提供能量。

看完这则报道，在感叹人类智慧的同时，我也在想，从马克思主义的辩证观来分析，任何事物都是多方面的，从这个角度来看某些事物是无用的，甚至是麻烦，但从另外一个角度来看，它就是有用的，甚至是非常有价值的好东西。

我曾经在药厂工作过一段时间。药厂提取车间每天都产生大量的药渣，这些药渣堆积在一旁，无法利用，又没有人运走，公司很是头痛，最后不得不花钱请人拉走，每月支付药渣清运费用都得不少钱。当地菜农知道后，主动上门来清运，他们把药渣拉回家堆起来发酵，然后撒在地里做肥料。发酵后的药渣，富含大量有机肥，以药渣作为肥料的田地，庄稼长得好，而且病虫害也很少。菜农成了药渣的主要清运对象，公司没花一分钱，棘手的问题就解决了。后来公司领导通过反复研究，将药渣与煤按照一定比例混合后烧锅炉，效果也不错，每月既节省了不少煤，又创造了经济效益，药渣的利用又上了一层楼。当地菜农将药渣堆放发酵，时间久了，发现药渣上会长出一些蘑菇，于是他们有人尝试用一些粗纤维含量高的药渣来种蘑菇，并取得了成功。

一种最初被认为是包袱的东西，最后反而成了抢手货。

这样的例子很多，初中时，镇上的一个提炼碳酸钡的化工厂，炉渣无法利用，四处堆放，严重污染环境，当地政府考察后，发现这个炉渣可以抗辐射，可以吸潮，有很多不为人知的好处，于是将炉渣用来铺路。镇上许多平展的马路由此诞生了。铺完所有的路之后，又开始用炉渣制作成砖，卖给当地人建房使用，炉渣砖不仅能够抗辐射，还冬暖夏凉，废弃不用的炉渣，转手之间为企业带来丰厚的利润。

很多时候，废物与良材之间只是一线之隔。只要我们的观点改变了，认识加深了，废物一夜之间往往能转变成良材！

其实在我们人体内，也存在这样的情况。身体每天都在代谢，对于代谢不了的物质则以病理产物的形式储存起来，这些病理产物往往在体内长期积存，影响气血的运行，最终导致脏腑的病变，甚至是癌变。

人体内病理产物很多，最典型的莫过于痰。

痰原本是人体精微物质因脾的运化功能减退而化生，它们的物质基础还是水谷精微，也是一种能量，只是在转化过程中，变成了无法被人体利用的次品、废品。痰邪过重的患者，治疗时要采用化痰的办法，但化痰往往只能使痰邪变得稀薄，无法完全消失，这些痰邪停留在人体内，其实就是人体内的垃圾。

痰除了存在于肺中，也在其他脏腑、经络、四肢百骸存在，许多患者长期服用化痰的药物，但咳痰始终未见治愈，每天仍然咳吐不少黏稠的痰液。如果我们深入思考，就会想到一个问题，为什么常常祛痰，而痰却不见减少呢？是不是产生痰的根源没有找到呢？确实，人体内痰液不减少，是因为有来源，就好比城市中的生活垃圾，虽然每天都有清洁工人运走，但每天也都在产生，人体内的痰也是时时产生的。咳嗽吐出来是痰，那些没有咳出来的，在体内就是"黏稠的津液"。

对于痰的认识，如果借用我前面所讲的"废物利用的故事"，思路上可能就会有一些突破。

在治疗疾病的方法中，有一种被称为"饥饿疗法"，顾名思义，也就是让患者禁食或者处于饥饿状态，这种方法属于食疗范畴。

临床上我也常常运用此法，比如小儿停食患者，可以不用药物治疗，饿两顿就好了；急性胃肠炎的患者，也是不吃饭为好，饿上一两顿，配合药物治疗，更有利于病情的康复。轻度疾病的可单独应用禁食即饥饿疗

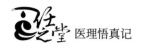

法，往往能奏效。但一些复杂的疾病，往往不是饿上一两顿可以解决问题的。

我国古代就有"辟谷"之说，并一直流传到今天，实际上它就是一种饥饿疗法。人们为了治愈某些疾病或强身健体而主动在短期内断食，让身体在饥饿状态下充分激发自身潜力。

"辟谷"期间，人体处于一种饥饿状态，体内的能量会逐步释放，当人体储备能量逐步减少时，体内的病理产物如痰也会逐步转变为能量消耗掉，身体自然会进入另外一种状态，一些慢性病也会得到自我修复。

因此，饥饿也是治病的良方。

1925年，美国科学家麦凯主持进行了一个著名的老鼠实验。他将一群刚断奶的幼鼠分成两组，区别对待：第一组幼鼠享受"优惠待遇"，予以丰盛的美食，让其尽情享用，饱食终日；第二组幼鼠受到"歧视待遇"，只提供相当于第一组 60% 的食物，"饿其体肤"，只能吃七八分饱。许多人预测，第一组老鼠的健康状况与寿命将远远好于第二组老鼠。但结果却出人意料：第一组享受"优惠待遇"的许多老鼠因为营养过剩，得了"富贵病"，未到"中年"就早早死去了。第二组受到"歧视待遇"的老鼠却皮毛光亮，皮肤紧绷，行动敏捷，体形匀称，出奇地健康与长寿；更耐人寻味的是，其免疫功能乃至性功能均比饱食终日的老鼠高出不少。

人们自然会问：老鼠实验的结论是否适用于其他生物呢？

后来，英国科学家又用猴子做了类似的实验。让 100 只猴子肥吃肥喝，让另外 100 只猴子只能吃七八分饱。10 年之后，肥吃肥喝的那 100 只猴子，胖的多，脂肪肝多，高血压多，冠心病多，死得多；而另外的 100 只猴子，却是苗条得多，精神好得多，健康得多。观察的结果证明，所有高寿的猴子，都只吃七八分饱。

科学永无止境，科学家从不浅尝辄止。后来，又有一些科学家将实验的范围扩大到细菌、苍蝇、鱼等生物，结果都出现了惊人的相似。

人，尽管是高级动物，也需要适度饥饿，也不能逃脱凡事"过则错，过则祸"的规律。可以说，上述这些实验都验证了我国传统医学中的一句老话："若要身体安，三分饥与寒。"

临床上痰湿过重的患者体检时，结果经常是血脂高、血黏度高、血压高……在针对这些指标治疗的同时，可以结合使用饥饿疗法，每餐只吃六七分饱，到下一顿吃饭前，有较强的饥饿感，这样体内多余的脂肪，多余的能量，就会慢慢被消耗利用，体内的痰湿会慢慢减少，身体就会得到治疗。那些危害人体健康的体内垃圾，也会转变成人体需要的营养物质，转变成热量，被合理利用起来。这种治疗方法，不伤肝，不伤肾，远远胜过服用降血脂、降血压的药物。

还有一些轻度2型糖尿病或者糖耐量异常的患者，往往体形偏胖，平素胃口很好，爱吃甜食，运动量小。针对这种患者，只要控制饮食，每顿吃六七分饱，并且适当增加运动，完全不必服用降糖药物，血糖就能控制在理想水平。道理想想其实很简单，通过饮食控制和增加运动，一方面减少我们每天能量的摄入，另一方面增加能量的消耗，就可以达到进出的平衡，也就不会有多余的能量蓄积，而引起血糖升高。同时当我们控制饮食，增加运动后，体重会下降，由于肥胖引起的胰岛素抵抗会改善，血糖自然可以达到理想水平。

对于多数现代人来说，吃饭已经不成问题，而营养过剩、肥胖倒成了影响人类健康的大问题。为此，适当控制热量摄入，推广一下"饥饿疗法"，对促进人类健康、延年益寿，还是大有益处的。那是不是所有肥胖的患者，痰湿较重的患者都适合采用饥饿疗法呢？也不是绝对的！

有些患者，上上楼，爬爬坡，就会感到心慌气短，四肢乏力，周身出汗。这类患者体重不断增加，食欲也不好，就是人们常说的虚胖。这样的患者体内痰湿也较重，但他们的病因不是营养过剩，而是脏腑营养不足，无法对这些病理产物进行代谢，饥饿和服用减肥药物，是不能解决问题的。这类患者要通过调理脾胃，增强食欲，多用温补性的食物，来加强脏腑的功能，促进病理产物的代谢，这样才能让身体越吃越健康。

看看前面的故事，想通这其中的道理，明白疾病产生的根本原因，然后再自身实践，就会有深刻的体验。健康理念来源于生活感悟，不虚此言也！

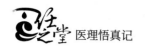

20. 野餐的故事

——吃饭的学问

春天来了，万物复苏，阳光明媚，欣欣向荣。

看到大自然的这番景象，妻子决定一家人组织一次春游活动，地点离家不远，就是当地小有名气的四方山植物园。因为爬上山顶需要两个小时，来回得三四个小时，所以午餐就准备直接在山上解决。为此，妻子在超市买了一些牛肉干、水果、薯片、豆腐干等零食，还有各自喜欢的饮料。

万事俱备，我们开始爬山。山上的风光还算不错，中午我们刚好到达山顶，一边赏花观春色，一边开始吃午餐。

零食都是平时习惯吃的东西，按理应该吃得很舒服，但情况恰好相反，刚开始吃的时候，味道不错，吃得也爽，但吃了一会儿后，就发现没胃口，而且越吃越饿，一大堆零食吃完了，还是肚子空，胃也不舒服。山上没有餐馆，不得已只好早点下山，回到家时就一个感觉：饿！于是随便下了点面条，打上几个鸡蛋，加上一点青菜，每人舒舒服服地吃了一碗青菜鸡蛋面，胃才感到舒服。

一天的春游，最大的收获不是欣赏到了多少自然风光，而是加深了对零食的认识，这东西不养人啊！

一顿饭不吃，只靠吃零食来填饥，人就感到不舒服，如果连续一段时间不好好吃饭，那该如何呢？我不敢想象对身体的危害有多大。

而现实生活中，很多小孩在父母的娇惯下，到了吃饭的时间不好好进餐，过了进餐时间则喊肚子饿，要吃零食，吃水果。因为零食大多具有香、辣、鲜的特点，很容易激起小儿的食欲，他们于是偏爱吃零食，殊不知这些食物，并不能为小孩提供均衡的营养。

经常看到体质虚弱，长期感冒，或者反复上火，扁桃体肿大的孩子，我通常告诉孩子的家长：

你小孩肠道有寒，不适宜进食生冷，比如很多水果都不适宜！

你的小孩肠道有积，反复上火与不良生活习惯有关，不要再给小孩买零食吃了！

这些父母常常反问，每餐吃饭的时候，孩子就是不吃饭，现在好了，这个东西不能吃，那个东西不让吃，再不吃点零食，他吃什么呢？营养从哪里来？

其实，小孩只要能和正常成人一样，每天三餐吃好，就可以获得他所需要的营养物质，零食、点心、水果，常常会让他们养成不好的生活习惯，这些习惯的养成，最终对小孩的生长发育带来不利的影响。而养成良好的饮食习惯、生活习惯，远远胜于生病了再来治疗。

我们设想一下，假如让这些小孩的父母，也同小孩一样，每天三餐不吃饭，过了用餐时间再吃上一两个水果，吃上一包薯片，再吃上几块麻辣豆腐干，连续吃上一周，他们自然就会感到身体越来越不舒服。

小时候父母常常唠叨，米饭是最养人的，吃再好的东西，都比不过吃一碗米饭让人感到舒服。通过一次春游野餐的经历，让我更加深刻地理解了这句话的意义。

现在很多家庭都只有一个孩子，在膳食方面存在很多的问题。

首先是挑食，小孩子不喜欢吃的菜大多是洋葱、胡萝卜、西芹等带有浓重气味的菜；其次是吃饭特别慢，不是因为这些孩子天生饭量小，而是因为过于依赖父母喂饭，养成了习惯；最后一个是注意力不能集中，总是一边玩一边吃。

倘若家长的引导不正确，会让孩子养成很多不良的饮食习惯，进而影响他的身体发育，像威胁和强迫孩子吃饭都会使孩子对食物产生厌恶，所以家长要尽量创造一个良好的就餐环境，在菜肴的色、香、味方面多下功夫，以激起孩子的食欲。

孩子一般都喜欢色泽鲜艳的食品，这也是孩子喜欢垃圾食品的原因。家长们不仅要注意各种菜肴的营养搭配，也要把它们做得色香味俱全。

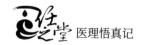
所谓"色"就是菜肴的色泽要鲜艳，不能太单一，既要减少食物营养的流失，又要做得美观。比如做面条时，可以在白白的面条里加一些切碎的绿油油的蔬菜或红彤彤的西红柿，这样的面条看起来色彩就很鲜艳，孩子也比较感兴趣。

所谓"香"就是把菜肴做得香味诱人。给孩子做的食物最好采用天然的香料，也可以在菜肴里添加一些芝麻或碾碎的花生，这样可以刺激孩子的嗅觉，促进他们的食欲。

所谓"味"则是指菜肴的味道，菜肴既要有鲜艳的颜色和诱人的香味，还需要有可口的味道。没有可口的味道，孩子是不会喜欢吃的。对于如何做可口的菜肴，这一点也是需要认真考虑的。

给幼儿做食物，要注意烹饪的方法，食物的外形要美观，品种要多样，气味要诱人，这样的食物可以刺激幼儿的视觉和嗅觉，从而激发食欲，促进消化液的分泌，增进消化和吸收功能。

只要是新鲜的，经过健康方式加工的蔬菜、水果、肉类、主食等，都是健康食品，这些都有利于孩子的健康，如果能多在烹饪上花点心思，把它们做得更加美观，孩子是一定能喜欢上这些食品的，特别是在一两岁时，即孩子的饮食习惯形成期，家长必须加以正确的引导，培养孩子良好的饮食习惯，让他们尽快喜欢上这些健康的食品。

我们常说的吃饭，指的是正餐，而不是零食，只有吃好了正餐，身体才会健康。通过春游野餐的故事，我明白了一个道理，很多事情都是有原则的，违背基本的原则行事，就容易犯错误。

推而广之，我们再来看看我们通常容易犯的其他错误。

人生病了，尤其是大病重病，我们都知道要吃药，这里说吃药，不是吃食物，什么是药呢？《类经》指出："凡可避邪安正者，皆可称之为毒药。""所谓毒者，气味之有偏也。"

古代将能够治疗疾病的药物统称为毒药，因为这些药物气味具有偏性，或寒或热，或苦或温，而人之生病，也是脏腑失正，偏盛或偏衰，用药物来治病，基本原则就是以偏纠偏，从而恢复脏腑的功能。

现在市场上许多保健品，有的根本算不上保健品，只能说是食品，批准文号属于食字号，打着安全无毒、健康环保、纯天然等旗号忽悠患者，原本应该吃药治疗的糖尿病患者，被他们忽悠去吃那些保健品或者食品。为了达到起效的目的，有些不良商家还会在这些食品中添加西药成分，看似有效，其实是西药在起作用，而且这样不正规的用药，最终必然导致患者疾病不断加重，并发症越来越多。

患者之所以被忽悠，其实就是担心药物的副作用。一点儿副作用都没有的药物是不存在的，我常给患者讲，你吃饭吃多了会胃胀，喝酒喝多了会头晕，就连喝水喝多了也会中毒，何况是药物呢。

药物具有偏性，治病就是纠偏，就是在利用药物的偏性，如果选择没有偏性的食物，那自然是无法治病的。这和该吃饭时吃零食是一个道理。

生病了，该吃药，就得吃药。

有人或许会问，不吃药，扎针灸也会治好，这是为什么呢？我们来看另外一个故事：采石场的故事。

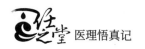

21. 采石场的故事
——善用穴位，激发自身药库

小时候，老家的附近有一个采石场，每天都有工人在山上开采石头，然后有人运到镇上，卖给建筑商，建筑商用一部分来给房子打地基，另一部分打成碎石，做混凝土用。原本树木生长茂盛的一座山，被采石工人日复一日地采挖，已经变得满目疮痍。四处散乱堆放着废弃的碎石和生活垃圾，黄土和岩石赤裸裸地暴露在外面，每当下雨的时候，雨水都会将细小的碎石和泥沙冲到山下的河床，水土流失非常严重。

太爷常常叨咕着一句话："再采下去这山就废了，这山脉眼看就要被破坏了……"

高中毕业后，上了大学，然后是毕业在外地工作，很多年没有在夏天回家了。几年前的一次五一放假回家，让我感受到了大自然的修复能力。采石场就在路边，我走在乡间的马路上，一边陶醉于四处的鸟语花香，一边寻找着记忆中的山村模样，以前的黄土路变成了水泥路，以往的荒山长满了树木，那几大片曾经刺眼的采石场，现在也是绿油油的，变成了茂盛的树林。

我问村里的老人，这山什么时候开始种树的，他们说这山有几年没采石了，山体没有人为破坏，它就慢慢地自己修复了，藤藤蔓蔓的越长越多，山上的树都有手臂粗了。

大自然的自身修复能力让人称奇啊！

🍶 人体与大自然一样，具有强大的自我修复能力

回到城里后，我同朋友交流谈心，谈到大自然的修复能力，朋友练习过气功，他感叹道，人体的自身修复能力也不逊于大自然，你看白天忙忙碌碌

一整天的工人，到晚上周身疲惫，四肢酸痛，但只要洗个热水澡，好好睡上一觉，第二天依旧生龙活虎，精力充沛，这一晚上的休息，不就是人体的自身修复？

朋友的一番话，让我茅塞顿开。是啊！人与天地相参，为万物之精灵，大自然的修复能力在人体自然会有体现。后来遇到一位行医的老者，他告诉我，给年轻患者用药，只需要激发他的脏腑潜能，不要针对疾病用太多的药，那样反而容易伤及脏腑本身。而年老的患者，脏腑功能已经衰退，光激发潜能是不够的，还需要针对疾病用药。

这一番感悟也让我受益匪浅。

借用天人相应理论，大自然中的所有药物在人体都存在，只是储存在不同的地方，用药治病，以偏纠偏，借用的是外在药物。针灸治疗，以偏纠偏，则借用的是人体本身的药库，都是一个道理。

刺激穴位，激发身体的自愈能力

一个6岁的男孩，某天下午，发现右侧下巴长了一个包块，蚕豆大小，父母给他买了阿莫西林颗粒，吃了一天，也不见缓解。转天病情加重，包块变得像鹌鹑蛋大小，质软，推之可移，没有牙痛、咽喉肿痛、咳嗽、咳痰、鼻塞、流涕等症状，六脉平和。因为孩子小，嫌中药苦，不愿意喝，医生就给开了头孢克洛。第三天包块继续长大，已经延伸到耳朵下面，孩子的右半边脸明显肿起，包块很硬，吃稀饭都感到困难，家长急忙带孩子到市儿童医院就诊，血常规检查未见异常，医院也没有明确诊断，只是打了点滴。一直到第六天，包块依旧不见小，家长带着孩子来我这要求中药治疗，这时包块已经延伸到右耳下，不红不热，压之发硬，压痛明显。舌质红，苔薄白，切脉时六脉平稳，唯右尺稍弱，右寸略浮。

我采用针刺右侧合谷穴的方法来给他治疗，入针时沉涩感明显，孩子也觉得很疼痛，留针10分钟后运针，提插如行水中，非常流畅，合谷穴周围皮肤发麻，再留针8分钟后取针。第二天复诊，包块已缩小至鹌鹑蛋大小，继续针刺合谷穴治疗，连续治疗3次，包块消退。

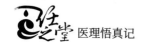

合谷，合，汇也，聚也；谷，两山之间的空隙也。合谷就是指大肠经气血会聚于此并形成强盛的水湿风气场。本穴物质为三间穴天部层次横向传来的水湿云气，行至本穴后，由于本穴处在手背第一、二掌骨之间，肌肉间隙较大，因而三间穴传来的气血在本穴处会聚，会聚之气形成强大的水湿云气场，故名合谷。

大肠经从手走头，凡是颜面上的病，像牙痛、头痛、发热、口干、流鼻血、脖子痛、咽喉痛以及其他五官疾病等，从大肠经入手治疗都有疗效，因此中医有"面口合谷收"的说法。针刺合谷穴，其实就是激发人体脏腑的潜能，起到自身修复的作用，不治病而胜于治病。

"面口合谷收"为四总穴歌中的一句，原四句为："肚腹三里留，腰背委中求，头项寻列缺，面口合谷收。"原载于明代朱权所著的《乾坤生意》，以后《针灸聚英》《针灸大全》《杨敬斋针灸全书》《针灸大成》都将它收入其中。

四总穴是依据《黄帝内经》"从腰以上者，手太阴阳明皆主之；从腰以下者，足太阴阳明皆主之"演变而来的。人身体前面的疾患，如脾胃、肠道功能失调，出现腹痛、呕吐、腹泻等症，应首选足三里治疗；身体后面的疾患，如腰背部酸痛，应取委中穴来治疗；身体头颈胸肺部位的病变，取列缺穴来治疗，因为列缺穴具有"疏解风寒，清肺止咳"的作用；身体头面部的疾患，主要是口及颜面部的病症，可取合谷穴来治疗。

后人在此基础上，又增加了内关和水沟两个穴位，成了六总穴歌："头项寻列缺，面口合谷收，肚腹三里留，腰背委中求，胸胁内关应，急救水沟谋。"这六个穴位用好了，人身体大部分的疾病都可以得到治愈。

2010年的一个下午，一位患者因为哮喘发作呼吸困难两天过来就诊，他说自己吸气呼气都很困难，感觉气郁在胸中上下不得，稍稍活动就加重，睡觉时不能平卧。就诊时，患者肺部满布哮鸣音，伴口唇发绀，舌质淡，苔薄白，切脉：右寸关之间郁滑，左右寸脉细弱若绝。

患者胸部痰气郁阻，气机升降不利，治疗上首先应当疏通胸部气机。于是，我针刺他左右少商穴泻肺气，挤出紫黑色瘀血各几滴，同时针刺双侧内关穴条畅心胸气机，所谓"心胸内关谋"，采用泻法运针，10分钟后，患者呼吸顺畅，哮鸣音减轻，切脉时左右寸部脉象有根。随后，用长针刺双侧足三里，健胃降气，加艾绒于针尾端点燃，针灸并施，同时针刺双侧丰隆穴，化痰降逆。半小时左右取针，患者呼吸顺畅，听诊肺部无哮鸣音，起身活动自如，倍感轻松，随后开小青龙汤加枳壳、桔梗，3剂。

在这位患者的治疗过程中，我充分运用了六总穴歌中的"肚腹三里留""胸胁内关应"，通过针灸激发脏腑的潜能，起到自愈的作用。

人体这样的穴位很多，有的穴位能补气，如脾俞、足三里、膻中、涌泉、关元、气海、太溪、百会、肺俞、悬钟，它们被誉为十大补气穴，就好比常用的补气药物一样；有的穴位能补血，如血海、天枢、关元、足三里、三阴交、隐白、髀关、下关、期门、章门，它们被誉为十大补血穴，就好比常用的补血药一样；这里面关元和足三里，既能补气又能补血。

掌握这些穴位，就可以利用穴位来纠偏，利用穴位来治病，充分发挥人体的自愈功能。

🔥 充分利用人体的修复能力

生活中，当我们不小心用刀划破了手指，我们所要做的是清洗伤口，包扎伤口，避免感染，而不是请最好的医生将伤口缝合得同正常皮肤一样，这是不可能的，也是没必要的。虽然大的伤口需要缝合，但伤口的愈合靠的是我们皮肤的自愈能力。看着伤口一天天愈合的时候，我们要想到，身体的修复能力是十分强大的。

很多时候，我们患上慢性疾病，久治不愈，反复发作，这时候，我们应该思考，是什么原因阻止了身体的自我修复，是外因还是内因，是不良的生活饮食习惯，还是工作环境的影响，抑或是七情太过。了解清楚对身体不利的因素，并加以改善，克服那些阻止身体自我修复的障碍，让强大的自我修复能力得到发挥，就能从根本上治愈疾病。

永远不要小看了我们的身体，人为万物之精灵，人体是一个活生生的、高度精密的机体，不是简简单单的一团血肉。请爱惜他、珍惜他，尝试读懂他。

当我们无法彻底认识人体时，借助天人相应，借助取象类比，常可以解开许多谜团。下面从另外一个故事来感受中医：眼镜起雾的故事。

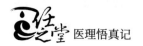

22.眼镜起雾的故事

——迎风流泪和汗证的诊断与治疗

🍶 迎风流泪的治疗

几年前的一个冬天，不少患者过来就诊，说眼睛看东西模糊，具体描述也不清楚，只是说感觉好像有眼屎一样，但擦时又没有。我建议患者服用杞菊地黄丸，但效果非常一般；采用张锡纯的办法，蒲公英煎水，熏眼后再喝，也没能起到很好的疗效。从脉象上看，患者确实是肝肾阴虚，但疗效为什么不好呢？

晚上天气很冷，我和妻子下班后回家，刚进屋就看见妻子眼镜镜片上蒙了一层水汽，妻子说："天气真冷，家里真暖和！"

我看着妻子眼镜镜片上的水汽，一下子明白了最近患者说眼睛模糊的感觉！

第二天刚好来了一个戴眼镜的病号，也是感觉眼睛模糊，我问是不是感觉好像眼镜片上有水汽一般，患者高兴地说，就是这种感觉，看东西很不舒服！

我开始思索，什么药能够除掉患者眼中多余的这点水汽呢？于是我想到了车前子，其功效利水、明目，这正是我需要的！

肾主封藏，肾亏则封藏失司，肾水随肝气升腾，上达于目，患者便会感到视物模糊，如同眼镜蒙上水汽一般，有的患者表现为迎风流冷泪，其实这都是肾虚，肾水上达于目所致啊！

于是在治疗视物模糊时，我采用养肝肾为主，同时加上车前子，利利肝经中的水湿，患者的病很快就好了。

老家一位亲戚也是得了此病，每天不断地用手擦眼睛，在户外时尤其明显。他在当地卫生院就诊，被诊断为"风流眼"，医生建议滴珍珠明目液，治疗月余，病情没有得到治愈。

使用我的方子10天，不论是屋里屋外都不再迎风流泪，眼睛看东西也清楚了，以前经常失眠，服用后连睡觉都香甜了。

这个案例的治疗，我就是运用了车前子利肝经水湿的功效，此后按照这样的思路，治疗迎风流泪的患者十余例，都收到了很好的疗效。

知其然，还得知其所以然，风流眼为什么要用这些药呢？其发病机理是什么？这些药是如何在人体产生作用的？只有想通了这些道理，我们在治疗风流眼上才能有所收获，才能算是攻克了此病。

从生理角度来讲，人体肝脏居右而用左，肝气从人体左侧上升，肝藏血，肝脏为心脏提供阴血；同时肝开窍于目，眼睛的功能是否健全，与肝脏功能有密切的关系。

从五行来说，肾属水，肝属木，心属火，在肾、肝、心这一条轴线上，水能生木，木能生火，遵循着传统的五行相生理论。

肾水随着肝气的升腾，能够经过肝经上升，进入肝脏，滋养肝阴，补充肝血；随肝气上升入心，既能济心火，同时也补充心阴；随肝气上达于目，则双目湿润。肾水在肝气升发之力作用下产生的这些运动变化，是正向作用。

另一方面，肾主封藏，能够收摄肾水，不至于因肝气升发，让肾水升腾太过，这是反向作用。

一正一反，平衡协调，人体心肝阴分才能保持平衡，双目才能感觉正常，既不会干涩，也不会溢泪。

如果肾虚，封藏力不够，升发显得太过，则水湿升腾，肝经被肾水所浸泡，只好借其所开之窍排泄，就会出现溢泪，即风流眼。

我常用的处方包括生牡蛎、枸杞子、白蒺藜、车前子、菊花、酸枣仁几味药。其中，生牡蛎咸寒入肾，其性收敛，增强肾的封藏之力，从下焦入手，针对溢泪为治本，针对肾虚为治标；枸杞子补养肾精，针对肾虚为治本；车前子清利肝经水湿。这三药相合，一收、一养、一利，则病情可以控制。用白蒺藜，是因为没有看到患者本人，可能夹有肝风，所以加祛风的药；菊花，轻清之品，清利头目之风。车前子久服后，肝经水湿被清利的同时，容易出现清利

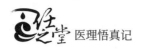

太过，导致肝血生发不足，连带心血也会不足（即肝不生心），用酸枣仁的目的，就是养心肝之阴，防止车前子用药过久出现伤心肝之阴。

有人或许会问，这个处方中车前子是最关键的药物，假如没有这味药可不可以用其他的药物来代替呢？你的这个理论是从戴眼镜的故事中延伸而来，临床上是否都是如此呢？

虽然借用眼镜的故事，让我想通了这里面的道理，临床上也运用于一些患者，这个理论是否经得起反复的检验，我也不敢说，后来拜访一民间草医，再次验证了这个道理。

草医从事中药材研究和临床运用40余年，长期奔走于全国各地，结识过许许多多民间中医，临床经验非常丰富。当我咨询他在迎风流泪上的治疗经验时，老先生毫无保留地说，迎风流泪其实就是肝气升腾太过，加上肝经上有湿，镇肝的同时，配点利湿药就可以了。他喜欢用龙胆草，配上菊花、枸杞子，病情严重者，再加上珍珠母、石决明。

草医的一番话更加坚定了我的治疗思路，同时也让我对迎风流泪有了更加深层次的认识，迎风流泪的病机为肝肾阴虚，虚风上扰，肝经水湿上犯，治疗时培补肝肾，息风潜阳，同时佐以清热利湿的药物，就可以治愈此病了。

在中成药里面，治疗迎风流泪的非处方药很多，最有代表性的当属明目地黄丸。它的组方为熟地黄、山茱萸（制）、牡丹皮、山药、茯苓、泽泻、枸杞子、菊花、当归、白芍、蒺藜、石决明（煅）。

临床上运用此方治疗迎风流泪的确有效，但起效较慢，如果加上一味车前子，或者龙胆草，效果就大不一样了。

🔥 自汗、盗汗的治疗

将医学道理与生活小事结合起来，就会让人的认识更深刻。许多科技的发明创造，不是凭空想出来的，而是将生活道理进行提升，转化出新的东西。就算是高新技术，其实看透了是一样的道理。

肝脏在液为泪，心脏在液为汗。肝经水湿过多，会出现迎风流泪的情况，患者表现为泪多。那么流汗过多又该如何来治疗呢？

如果我们用两个袋子来装水，一个是塑料袋，另外一个是麻袋，你就会发现塑料袋装水，是不漏的，但麻袋的水会不停地向外漏。

这时你再想想那些大汗淋漓的患者，你就会发现，这流汗实质上是毛孔的收摄上出了问题，不是器质病变，是功能上的问题。

器质上的问题属阴，功能上的问题属阳，也就是说自汗属于阳虚所致！

想通了这些，再看看《伤寒论》中的桂枝加附子汤："太阳病，发汗，遂漏不止，恶风，小便难，四肢急，难以屈伸者。"

很多人对用附子不理解，担心温性的药物会导致出汗增加，其实附子可以助阳化气，护表的卫气充足了，护卫作用加强了，固摄力量就增强了，毛孔的收摄就有力，汗漏不止就会得到治愈。

如何理解阳气增加而出汗减少呢？我们可以看看气虚的患者，这样的患者稍稍活动后就大汗淋漓，患者皮肤上的毛孔就好像前面讲的麻袋上的孔一样，没有收摄之力，服用补气的药物，补充人体卫气，气能摄血，也能摄津液，也就能摄汗；肺主气，肺气充足，自然毛孔收缩有力，汗液收摄之力自然增强。

临床上遇到气虚汗多的患者，我都是重用黄芪，适当佐以浮小麦、麻黄根等，常常能立竿见影。

有人会问，睡觉后出汗又当如何理解？

汗证有自汗盗汗之别，前述的气虚出汗，为自汗，入睡后出汗，则为盗汗，盗汗如何来理解呢？

在前面游山洞的故事中，我们谈到了睡觉就是阳气入阴的过程，阳不入阴就会失眠，那么睡觉之后出汗又如何理解呢？

《黄帝内经》里面有一句话："阳加于阴谓之汗。"这句话就将盗汗的机理阐述了出来。

白天阳气居于体表，晚上阳气入于体内，阴阳平衡，则身体康健。假如阳气过盛，入体之后，亢盛的阳气加到虚损的阴分上，阴液就会被蒸腾，化为水汽，达于体表，形成汗液，这样的汗液是热的，因为出汗的目的是借汗来泄热，来泄亢盛的阳气。人睡醒后，阳气由体内转到体外，"阳加于阴"的状态不存在了，汗液立即就没有了。排汗的目的也是机体寻求阴阳平衡的一种方式，就好比夏天天气炎热，人感到心胸烦热，出汗之后，人感到舒服一样，是一个道理，但过度出汗容易伤及体内的阴分，最终阴阳两虚。治疗起来很简单，原则上就是扶阴抑阳，知柏地黄丸就可以起效。

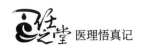

阳盛阴虚的患者有一个共同特点，就是睡觉时烦躁，好动。这是因为阳盛阴虚，"阳胜则动"，躁动得出热汗！

有人会问，晚上睡觉也常常出汗，而且汗出得很厉害，常常是大汗淋漓，但出的是冷汗，这又是为什么呢？

上面讲过阳盛阴虚，"阳加于阴"出热汗。如果阴盛阳虚，出的就是冷汗。

其实道理是相同的，出冷汗是泄阴，因为阳虚阴盛，机体通过泄阴来扶阳，寻求一种新的阴阳平衡，这也是机体不得已而为之的办法啊！

这样的患者治疗时就需要扶阳，重用温补阳气的药物就可以起到很好的治疗作用。这样的患者有一个共同特点，就是睡觉时人感到累，很累！为什么呢？因为阳气亏虚，无法推动体内大量阴液的运行，所以人感到累，连做梦都感到累，累得出冷汗！

读懂出汗，就读懂了人体阴阳是否平衡！

人体的每一个自然反应，都是有目的的，都不是无缘无故的，读懂机体的反应，想通它为什么要这样，我们对疾病的认识就会更加深刻。

很多时候我们忽略了身体的一些细微的表现，比如汗脚、阴囊潮湿、大便发黏、指甲变得粗糙、手指指腹干瘪、手指变细变硬等。这许许多多的信息看起来微不足道，无关痛痒，其实它们是机体发出的求救信号，透过这些信号，我们应该看到五脏的病变，读懂了这些信号才知道如何去拯救我们的身体。

通过镜片起雾的故事，我们知道了迎风流泪的治疗方法，也通过对五液中汗液的认识，知道了自汗与盗汗的区别和相应的治法。下面我们通过另外一个故事：冲洗地面的故事，来体悟低血压的治疗。

23. 冲洗地面的故事

——低血压的诊断与治疗

快过春节了，我和妻子清洗屋外的地面。妻子先将地面扫干净，再用自来水冲刷，由于水的压力不大，起不到冲刷的效果，于是她将水管口捏扁后再冲地面，一样的水，压力变得大了起来，冲洗效果就好了很多。

我一边帮忙冲洗，一边想，水管变细了，压力就变大，我们人体的水管能变细吗？

随后我想到了低血压的患者，以前治疗低血压，我都是通过补气提气的方法来升高血压，但效果一般。往往患者服药期间还勉强可以，但停药后很快血压又降了下来，血压低是否与血管弹性差有关系？

收缩血管，升高血压

人体的血液大部分存在于大小血管中，当心脏每分钟的射血量不变时，只要稍稍收缩一下全身的血管，应该就能使血压升高；高血压患者，通过扩张全身血管，也能让血压降低啊！

寒性收引！酸性也能收敛！

于是，我在治疗低血压时，除了运用补气提气药、改善心脏功能的同时，还加上了仙鹤草、北五味子、枣皮等药物，患者的血压果然有明显改善，而且停药后，也能维持正常水平很长时间！

后来我查资料，发现仙鹤草又名脱力草，用于虚劳的治疗，看来它也可以凉血止血，收缩血管，升高血压！

一位女性患者，35岁，头昏3年余。3年来她经常头晕头昏，蹲在地上站起来时，几欲晕倒，但没有视物旋转、恶心呕吐的毛病，多次测血压

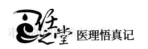

85/50mmHg左右，在医院进行血常规检查，提示轻度贫血，3年来经常服用补养气血的药物，病情时好时坏。因为最近一个月病情加重，出现心悸、乏力、气短的症状，活动后加重，所以来我这里就诊，就诊时症状如上，并伴有月经量少，腰膝酸软。舌尖红，苔薄白，六脉细软。血压80/50mmHg。

初步诊断，她是虚劳证，治疗要以补益气血，益精填髓为主。我为她开了一料膏方，让她连续服用一个月，遇到经期或感冒期间停服。

方中的红参、黄芪、当归、阿胶补益气血；五味子、仙鹤草收缩血脉；柴胡、升麻升举阳气；这一补、一收、一升，从三个角度解决气血不足，血压偏低的问题。淫羊藿、菟丝子、制首乌、鹿角胶益精填髓，从源头上解决精血不足的状况。

这位女士服用一周后，头昏明显好转，蹲位站起时，头晕也减轻，服用一个月后症状消失，测血压110/65mmHg，患者自我感觉良好，月经量也比以前多，再服用一疗程，半年后碰面，告知病已治愈，未再复发。

从这个案例中可以看出，低血压的治疗要从四个角度入手：补益气血、收缩血脉、提升阳气、益精填髓。

其中，补益气血是关键，气血不足就好似干瘪的水管没有水一样，水管无论如何收缩变细，水的压力变化也不大。气血足了，血压自然也就上去了。

营行脉中，卫行脉外，卫属阳，营属阴，营阴是卫气的物质基础，运用收敛的药物，可以减少营阴向卫气的转换，起到固摄营阴的作用，同时也能减少卫气的耗散，使血脉充盈度增加。

升提阳气，可以促进机体阳气的升发，头为清阳汇集之所，清阳升发增加，自然头脑清醒，头昏缓解。

从西医学角度来讲，血液中红细胞、白细胞的产生，依赖于骨髓的造血功能，而中医认为，肾主骨，骨藏髓。肾精不足，骨髓的造血功能就会减退，就会表现出贫血，因此对于血压偏低、贫血的患者，补养肾精，增强骨髓的造血功能，疾病就会从根本上得到治疗。

上面这个案例，就是从上述四个角度入手，标本兼顾，所以患者病情得以治愈。

通过用水管冲洗地面这件事，我们明白了低血压治疗中的一个重要环节，那就是收缩血脉。

🎻 正确认识补药

在民间，老百姓习惯将具有收敛作用的药物归结为具有补性，比如白果、仙鹤草等，这就是因为它们具有收缩的特性，身体虚弱的人吃后，感到舒服，头晕也会好转，所以老百姓俗称它们为补品。

除了这些具有收敛之性的药物外，还有一类药物老百姓也归为具有补性，那就是黏腻的药物和食物，比如老百姓认为糯米比普通的大米养人，白木耳是补身子的，中药里面的熟地黄、大枣、阿胶都是补血佳品，等等。

我们仔细想想糯米、白木耳、熟地黄、大枣、阿胶，它们都有一个共性，就是偏于滋腻，滋腻的东西能够影响血脉的运行，按照中医的说法就是偏黏滞，身体虚弱的人，血压偏低的人，服用这些偏黏滞的食物和药物，血脉流行就会变缓，血压就会升高，人就感到舒服，精神一些。这就是补药偏滞的原因，但如果长期服用这些偏黏滞的食物和药物对不对呢？

肯定是不对的，长期服用偏黏滞的食物和药物，人也会生病，因为气血运行受阻了，虽然头部供血改善，但身体其他部位就会出现不通，不通也是病。为了补而不滞，或者滞而不过，在补血药中就需要适当配伍活血的药物，或者行气的药物，比如川芎。

想通了这些，我们再来看看补血的经典方药——四物汤，它由熟地黄、白芍、当归、川芎组成，这里的川芎行血中之气，就是防止熟地黄、白芍、当归补而过度，出现黏滞的情况。

临床上经验丰富的医家，在大剂量使用熟地黄的时候，会配伍行气的药物，比如砂仁、陈皮等，就是这个原因。

补血的药物如此，补气的药物也是如此。

临床上，气虚的患者在服用黄芪、党参这些补气的药物时，容易出现腹胀的情况，就是因为补而太过，这时只要适当佐以行气的药物，如木香等，或者活血的药物，如鸡血藤等，就不会出现腹胀的情况了。

🎻 高血压的治疗

从上面关于低血压的治疗以及补药的认识中可以得出两点结论——收缩血脉的药物和影响血脉运行的药物都可以促进血压的提升。按这样的思路，如

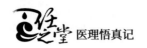

果逆向思维，是不是扩张血管和促进血脉运行的药物都能降压，治疗高血压呢？

事实的确如此，临床上许多患者血压高，尤其是那些以舒张压增高为主要表现的患者，他们的收缩压基本正常，大多在140mmHg左右波动，但舒张压可以高到120mmHg。虽然血压很高，但患者没有明显的头晕头痛症状，他们有高脂血症和高黏血症这些基础病，在治疗上如果单纯使用降压药，将舒张压降到正常，患者反而觉得头晕。那是因为血脂和血黏度偏高，患者体内血脉运行受阻，血行不畅，机体只有反射性地提高血压，使血压维持在一个较高的水平，才能满足大脑的血液供应，人才感到舒服。如果服用降压药，血压正常了，那么机体反射性的调节受到抑制，大脑缺血缺氧就表现出来，结果必然是出现头晕头痛等症状。

通过使用扩张脑血管的药物和改善血液流变的药物，让血液循环得到改善，大脑供血充足，那么在机体自身的调节机制下，原本较高的血压就会慢慢下降，身体的平衡就能得到恢复。血脉流行通畅了，原来因血脉郁滞而导致的手足麻木、四肢无力，也会跟着得到改善。

如果说低血压患者采用收缩和黏滞的办法来提升血压是属于补法，那采用扩管和活血的办法治疗高血压就属于泻法，这一补一泻，治疗一虚一实，在两种疾病的治疗上得到了完美的展现。

泻药的使用大有讲究

通过上面的故事和案例，我们可以推论出一个道理，那就是"促进气血运行的药物具有泻性，抑制气血运行的药物具有补性"，理解了这句话，就知道了为什么吃人参的时候，不适合吃萝卜，因为萝卜顺气，具有泻性，恰好抵消了人参的补性。

萝卜不能吃，那大葱呢？洋葱头呢？陈皮呢？

它们都具有顺气的作用，所以对于气虚的患者而言，服用人参的时候，都不适合食用。当然大剂量使用补气的药物时，为了防止补而太过，补而过滞，适当地吃些顺气的药物，还是很有必要的。

前几年流行喝开胃汤，其主要食材是广木香和山楂，人喝完后会不停地放屁，气机顺畅了，气血就通了，人就感到不痛了，不胀了，舒服了，身体内的许多郁结之症也就得到了治疗。这种疗法对于体内气机郁滞的人而言，是很好的，但是不是可以长期喝呢？

那是绝对不行的，许多人喝着喝着，浑身没力气了，因为气都泄了。所以喝开胃汤的时候，时间久了就需要配伍黄芪或者人参这些补气的药物，这样才能理气而不伤正气。

理气破气的药物，可以促进气血的运行，因此具有泻的作用；同样，活血通脉的药物，也能促进血脉的运行，也是具有泻的作用。

这样来理解补与泻，思路就会开阔很多，临床上运用的泻法，不仅仅局限于泻下，它所包含的内容其实非常丰富，泻下只是其中很小的一部分。

🍶 补与泻的学问

消肿散结，行气散瘀，活血通脉，化痰开窍……凡是针对实证所采取的治疗方法，其实都可以归为泻法。

针灸也存在补与泻！

人体的气机升降运行是有规律的，可以概括为从左侧上升，从右侧下降，当你站在患者的前面看时，他是一个逆时针循环；当你站在患者的后面看时，他是一个顺时针循环。

所以如果在人体前面的穴位施针，顺时针运针，与人体气机循环正好相反，属于阻滞气血运行的运针手法，就属于补法；逆时针运针，与人体气机循环正好相同，能促进气血运行，就属于泻法。

如果在人体后面的穴位施针，顺时针运针，与人体气机循环相同，能促进气血运行，就属于泻法；逆时针运针，与人体气机循环正好相反，属于阻止气血运行的运针手法，就属于补法。

这就是一个原则，对补泻法深层次理解的法则。它不仅仅体现在疾病的治疗上，其实也体现在生活中的方方面面。

我们常说的忠言逆耳，就是这个道理。

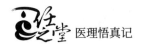

好听的话，顺耳的话，属于泻性，对一个人的成长帮助是不大的；逆耳的话，不顺耳的话，属于补性，对一个人的成长是有帮助的。顺着自己性子做事情，是泻；动心忍性，思虑后再做才是补啊！

生活如此，医学如此，做人也是如此！

现代人生活压力大，欲望多，常常心愿不遂，肝胆气结，服用疏肝理气的药物，来泻郁积的气，人就会舒服一些，这是泻法；同样唱唱歌，吊吊嗓子，也能顺气，也属于泻法，也能治疗气郁之症；有时候顺着性子玩玩，人会感到心情舒畅，不再压抑，也是运用了泻法，同样能起到治疗效果。

有人或许会问，为什么活血通脉对疾病很有效呢？它不是属于泻法吗？为什么临床上使用这么广泛？忠言虽然好，却逆耳啊，难道人就应该总听逆耳的话？不应该听顺耳的话？

这里面就涉及一个辨证的问题，泻和补要分清楚后使用，不是补就一定好使，也不是泻就一定对身体有害，分清虚实，虚则补之，实则泻之。属实证者，就得用泻法，属虚证者，就得用补法。

临床上大多都不是绝对的实证和绝对的虚证，所以泻中有补、补中有泻就是常用的手段。就好比要批评一个人，还得先表扬几句，这样别人才能虚心接受，没有抵触情绪；想表扬一个人，在表扬之后，还得提出对方的不足，这样才能取得更大的成绩！但这些手法的运用有一个前提，那就是理清虚实。

如何理清虚实？为了说明这个道理，我们看下一个故事：切脉的故事。

24. 切脉的故事

——虚证、实证如何区别

前一段时间，一对年轻夫妻带着孩子过来求诊，切完脉，我告诉他们，他们家小孩晚上喜欢趴在床上睡觉。父母点头称是，周围的患者十分惊讶："晚上趴着睡觉也能号出来？不可能吧？也太玄乎了！"

为了打消小孩父母的担心，也为了让周围的患者清楚地了解中医，我接着说道："你小孩左手寸脉细软无力，反映心脏气血亏虚，属于虚证。我们人体的疾病，如果属于虚证，按压病变部位就感到舒服些，就好比平时我们肚子痛，如果用手捂着压着感到舒服，就是虚证；如果捂着压着疼痛加重，感到不舒服，就属于实证。你小孩心脏气血亏虚，趴着睡觉时，胸口被压着，就会感到舒服些，所以他就选择这样的睡觉姿势。"

我接着讲："号脉本质上是号不出睡觉姿势的，但通过号脉可以确定脏腑的虚实，通过判断虚实，自然就可以推断出许多东西，有时甚至可以推测出不良生活习惯！"

周围的患者笑了，原来是这样啊！

在上一章，我谈到了"促进气血运行的药物具有泻性，抑制气血运行的药物具有补性"，其实我们想一想小孩子趴着睡觉的情形，对于心脏而言，也算是补啊，这是心脏气血不足后机体的一种本能反应。

阴阳、表里、寒热、虚实被称为八纲辨证，邪气盛为实证，正气衰为虚证。通过判断脏腑的虚实状况，虚则补之，实则泻之，就可以起到治疗效果。如果虚实不分，妄用补泻，就容易适得其反，加重病情。

临床上对于一种疾病的虚实判断很简单，比如头痛的患者，如果用手捂着，就属于虚证，这是一种保护性的反应，患者用手捂着后，疼痛会减轻，治

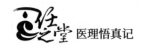

疗时就需要使用补法；如果患者不敢用手碰痛处，说明邪气较盛，为实证，治疗时需要用泻法。

再比如腰痛的患者，如果患者不时用手拍打腰部，说明是肾虚引起的，以酸痛为主，拍打后患者会感到舒服些，病情会减轻，这样的患者治疗用药时就需要偏于补法；如果医生用手叩击患者痛处，疼痛加重，则表明实邪较重，治疗时就需要偏用泻法。

另外，在疾病的不同阶段，邪实与正虚的主次也是不同的，比如肾结石的患者，发作期以邪实为主，患者腰部轻叩即痛，服用利湿通淋的药物后，可能会转变为以腰酸痛为主，轻轻叩击反而感到舒服，这时病理表现就是肾虚为主了，治疗用药时，就需要兼顾扶正气。

再比如女性痛经患者，如果患者用手捂着、压着小腹部，疼痛缓解，多属于虚证，需要用温补的药物来治疗；如果痛如针刺，用手按压时疼痛加重，就属于实证，用药时需要偏用活血通经的药物。

理解了虚实，对疾病本质的认识就更进一层了。

虚实可以通过患者的动作来观察，也可以通过切脉来确定。脉象如果没有力道，摸起来很软，轻轻用力，脉行就被阻止，是气虚患者多见；脉象很细，细如丝线，是血虚患者多见；脉行无力，每分钟搏动不到 60 次，多见于阳虚患者；脉细，伴有脉搏每分钟超过 90 次，多见于阴虚患者。左右手寸关尺，对应不同的脏腑，每个部位的脉象对应着脏腑的气血阴阳，通过体会不同部位的脉象，就可以判断脏腑的气血状况。

生活中我们经常会遇到这样的人，他们睡觉时感觉自己醒着，却无法发出声音，无法移动肢体，不但如此，这时候大脑会急切地想要入眠，人会无法抗拒地入睡，意识也会变模糊。但出于渴望拥有意识的本能和对这种状态的恐惧，又极力想摆脱这种状态，却因为不能动而无法起身，这时候只要有人来碰你一下，就可以立刻醒，或者只要自己头部稍稍动一下，身体立即醒过来，这就是常说的梦魇，俗话称为"鬼压床"。

经历过梦魇的人，对梦魇的记忆都会很深刻，那种无助感，常常令人感到心有余悸，如果偶尔发生一次，也就无所谓了，但假如天天如此，你会对睡觉产生恐惧感，不敢入睡，怕睡后醒不过来。

这样的患者来寻求治疗时，医生往往无从入手，有的医生认为是患者焦虑过度，但使用抗焦虑的药物，效果非常一般。其实这样的患者，通过切脉就可以发现，他们往往心阳不振，也属于虚证范畴。通过使用桂枝加龙骨牡蛎汤，调和阴阳，调和营卫，就可以得到治愈。

桂枝加龙骨牡蛎汤出自汉代名医张仲景的《金匮要略》，包含桂枝、芍药、生姜、甘草、大枣、龙骨、牡蛎几味药材，主要用于治疗虚劳阴阳两虚，男子失精，女子梦交，自汗盗汗，遗尿。许多看似奇怪的病，通过服用此方，可以得到很好的治疗。

有些老年人，每晚睡觉时总梦见早已死去的人，自己也习以为常了，有时还开玩笑说自己要走了。其实这也是心阳不振、阴阳失调的病症，通过服用桂枝加龙骨牡蛎汤，就可以治愈。

还有些患者，夜里睡觉时常常梦到异性，并与之交合，夜夜如此，时间久后，身体日渐消瘦，以桂枝加龙骨牡蛎汤作为主方，适当加减，也能够得到治疗。

上面这些所谓的疑难杂症、怪病，其实都与心有关，因为心藏神，当心脏气血阴阳出现虚损的时候，心神就会失养，就会出现各种各样的病症。桂枝汤具有调和阴阳之功，龙骨牡蛎具有安魂定魄之效，结合起来，何愁心神被扰，杂病丛生。

我们的身体是非常玄妙的，越往深处研究，就越复杂。

道家讲："一生二，二生三，三生万物。"研究人体疾病，如果站在万物的层面，就会思路庞杂，治疗起来也会顾此失彼。但如果站在一的层面来看问题，就会非常清晰。中医借用望闻问切，收集四诊资料，将四诊资料综合之后，推演出人体五脏的病理状态，从而制定出最佳的治疗方案，这是一套完整而精妙的理论体系。

不懂中医的人，在他的眼里所看到的只是最后一步，即中医的诊断结果以及用药情况，他没有深入了解这些诊断背后所蕴含的意义，所以当医生通过切诊、通过中药治好患者的病时，他们就认为中医是靠蒙的，是瞎猫碰到死耗子。

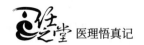

　　小时候，当我们遇到不懂的事情时，就喜欢问个为什么，搞清楚了这许许多多的为什么，我们的知识才会越来越丰富。长大后，遇到我们不了解的事物，很多人就不再继续问个为什么，而是以最简单、最粗暴的方式将这些疑问直接排斥掉，认为这些东西是假的、虚幻的、编造的，甚至认为是故弄玄虚的，这不仅阻碍了我们的进一步学习，甚至影响了自己的人生观。学医如此，学习其他东西，都是如此啊！

　　下面我们通过另一个小故事，来感悟养生之道：养金鱼的故事。

25. 养金鱼的故事

——富贵病的诊断与治疗

有一次我到花鸟市场，看到养在鱼缸里的小金鱼非常可爱，于是就买了一对回家。每天下班回家给小金鱼换换水，欣赏一下它们在水里悠闲自在的美态，一天工作中累积的不良情绪在不知不觉中烟消云散了，慢慢地我越来越喜欢这对小金鱼。

有一天突然要出差，临走时向妻子交代，每天记得给小金鱼喂食。不想，出差几天，再回到家，小金鱼已经翻了白眼，我很心痛。后来无意间经过花鸟市场，又看见卖金鱼的摊位，就随口向老板抱怨了几句。老板听了我的抱怨，询问后得知是几天没有及时换水。他很严肃地说："长时间没有流动的水，水中杂质过多，会发黏，各种细菌及微生物会增加，水中的氧气不足，金鱼自然不能活。"

听了老板的话，我才知道，小金鱼的死是因为我没有交代给金鱼换水啊。

我们常说"流水不腐，户枢不蠹"，仔细想想，人体何尝不是如此呢！

如果我们将一个刚死的人同一个活人来比较，这里面的差距，不是多一个器官和少一个器官的问题，也不是体内酸碱度的问题，而是阳气，是体内流动着的阳气没了，生命活动就停止了。

在这股阳气的温煦和推动下，人体的气和血才能正常运行，有了这正常的运行，五脏六腑之间才能相生相克，四肢百骸五官九窍才能得到濡养，生命活动才能归于正常。

张介宾在《类经附翼·大宝论》中写道："人是小乾坤，得阳则生，失阳则死。"《黄帝内经》也说："阳化气，阴成形。"阳气在人体的作用是推动、固摄、温养，表现为脏器的功能；阴气在人体的表现则是有形脏器。

阳气受损之后，人体首先表现出来的是功能方面的疾病，就好比一个人挑担子，以前能挑一百来斤，现在只能挑六七十斤，但脏腑在器质上并没有出现障碍。

临床上很多患者都是如此，自己感到浑身不舒服，但在医院检查结果都正常。症状轻的，医院给定为亚健康状态；病情稍重，给下一个什么什么综合征；如果病情更重，患者抱怨多，医生就怀疑患者精神上有问题，考虑为癔病，有的甚至考虑为精神病。殊不知这些都是"阳病"，即病变部位在阳分，尚未累及阴分。患者不是癔病，是真有病，而不是没病啊！

人体阳气的功能出现异常，不过虚实二端。

现在生活水平提高了，基本的生活需求都能满足，大多数人不是营养不够，而是营养过剩，这导致人的形体是充实的，脏器本身不亏虚，但为什么那么多人感到浑身不舒服呢？

阳气是由阴分化生而来的，就好比我们前面所讲过的煤油燃烧的故事一样，人体阳气也是通过阴分化生而来，如果阴分亏虚，阳气化生自然不足，我们就需要补养阴分；但如果阴分不亏虚，阳气仍然化生不足，那就是"阴向阳转化"的过程出现障碍，转化功能差了。

这又是因为什么呢？问题就是出在一个"动"上——活动得太少了！

流水不腐，户枢不蠹！死水容易腐败，是因为不流动，过量的营养物质（主要指氮、磷等）被不断排入，引起各种水生动物、植物异常繁殖和生长，最终导致水的富营养化。

人如果只吃，不活动，营养物质在体内储备过剩，也会形成"富营养化"。

现在买车的人越来越多，出门开车，回家乘电梯，每天消耗的热量屈指可数，但同时，物质生活水平却越来越高，大量高蛋白、高脂肪的食物摄入体内，没有正常的代谢，最终导致"富营养化"，出现血脂高、血黏度高、血压高、血糖高……如此多的高，人也感到乏力、头昏、四肢困顿，这样的人，治疗时就需要促进营养物质的代谢，加强锻炼，促进转化，积极消耗体内过剩的能量，让体内的气血顺畅流动起来，让"死水"变成"活水"，这样很多病都会好转。

一名长期头昏的患者找我就诊，说自己体检结果是"三高"，血脂高、血压高、血糖高，服用降血压、降血糖和降血脂的药物后，生化指标好转，但头昏还是存在，没有治愈，而且降血压的药物不吃血压增高，吃了血压不高，头晕加重。

看着患者肥胖的身体和紫暗的嘴唇，我说："你的病不是药物治疗能治好的，只要每天骑自行车上下班，坚持3个月就好了。"

患者的眼神告诉我，他不太相信。

我告诉他，你每天活动太少，应酬太多，消耗过少，营养过多，体内营养过剩，气血郁积，只需要多多锻炼，病情自然好转。

患者抱着试试看的心态，不开车了，每天坚持骑自行车上下班，就这样早晚各40分钟，一个月后头昏消失了，血压也稳定了。再来复诊，精神状态判若两人。患者信心大增，自己主动要求以后经常锻炼身体，平时只要不刮风下雨，能骑自行车上班，一定坚持下去。

随后我又给患者开了一个保健酒的处方：洋葱葡萄酒。

干红葡萄酒5瓶、洋葱头0.75千克。将5瓶干红（7.5升）倒入容量10升的玻璃瓶中，加入洋葱（洗净，晾干，切片），泡10~15天后，过滤去渣即可。每天喝50~100毫升，分一到两次饮用。

此酒看似简单，却对很多疾病都有好处。明代李时珍在《本草纲目》中曾记载葡萄酒具有"暖腰肾，驻颜色，耐寒"的功效。葡萄酒中含有较多的花色苷、前花青素、单宁等酚类化合物，这些物质具有明显的扩张血管、增强血管通透性的作用。洋葱在国外被誉为"蔬菜皇后"，所含有的前列腺素A、烯丙基硫化物、硫氨基酸、微量硒，具有很强的血管扩张作用，可以降低心脏冠状动脉的阻力，促进血液循环，降低血压，降低血管脆性和预防血栓形成。

我通过生活中的观察发现，吃了洋葱后，人容易放屁，而且放的屁很臭，其实这正是洋葱具有顺气效果的体现。酒能活血，洋葱能顺气，两者结合，可谓气血皆能顺畅，对于三高体质的患者，长期适量饮用，非常适宜。

经济条件不好的人，如果嫌干红太贵，也可以买葡萄回家，自己酿造葡萄酒，花钱不多，效果一样。

根据你所计划酿酒的量，选一个酿酒的容器，玻璃罐、玻璃坛、玻璃瓶、陶瓷坛都可以，把它洗干净，控干。

将购买的葡萄（请选用紫色的葡萄）摘除坏珠、瘪珠，浸泡，然后冲洗干净、晾干至表面没有水珠。清洗时不要用手搓，因为发酵时要利用葡萄皮上的白霜（上面有大量野生酵母）进行发酵。

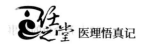

把手洗干净，将葡萄捏破，连皮一起放入酿酒的容器中，盖上盖子，但不要完全拧紧。因为发酵时会产生大量二氧化碳气体，如果装得过满，会使葡萄酒汁溢出；盖子拧得过紧，可能会爆炸；另外葡萄发酵也需要微量氧气。

将装好葡萄的容器放在阴凉通风处，大约12个小时以内会开始发酵，葡萄汁中会有较多气泡产生。一天后放入相当于发酵葡萄重量1/20的白糖，搅拌均匀。此后每天两次用木棒或筷子将葡萄皮压入酒液中，然后盖上盖子。3～4天后，再放入相当于发酵葡萄重量1/20的白糖，即两次放的糖的总重量为葡萄重量的1/10。

室温情况下，葡萄酒发酵一般需要6～8天，温度低的地方，时间会稍长，当发酵器中很少有气泡，并且基本上只剩下没有颜色的葡萄皮和葡萄籽，品尝酒液基本没有甜味时，说明发酵完成了。

发酵完成后，将葡萄酒汁反复倒入倒出，过滤除渣，放入容器中进行第二次发酵。当温度高于22℃时，葡萄酒开始第二次发酵，二次发酵主要是苹果酸-乳酸发酵，不再产生酒精。二次发酵中会有少量洁白、细腻的泡沫上升。2～3周后，二次发酵基本完成，酒液变得清澈起来，这时的酒叫葡萄原酒，是完全意义上的干红葡萄酒了，倒出上面的清酒，滤除下层沉淀，按比例加入洋葱，浸泡10～15天后，过滤即可。

对于临床症状不重的患者，通过锻炼，通过服用洋葱葡萄酒，很多症状都会得到缓解，但病情较重的人，在上述基础上，还要服用一些活血化瘀的药物，来配合治疗。

临床上对于血脂、血黏度偏高的患者，我建议服用三参粉，即三七参、丹参、西洋参，三者研成细粉，按照相等比例混匀后冲服，每次5克，每日两次。

这里的三七参，即为三七，又名田七、金不换，具有活血止血、化瘀镇痛的效果。对于跌打损伤，各种体内出血，血瘀而致的月经不调、闭经、痛经及产后恶露不停，小腹瘀滞疼痛，以及因血脂和胆固醇增高而导致的疾病均有较好的疗效。因其活血化瘀的作用，对癌症患者也有一定的作用。

丹参又名赤参，具有活血调经、祛瘀止痛、凉血消痈、清心除烦、养血安神的功效。《神农本草经》将其列为上品，《本草纲目》记载："按：《妇人明理论》云，四物汤治妇人病，不问产前产后，经水多少，皆可通用，惟一味丹参散，主治与之相同。盖丹参能破宿血，补新血，安生胎，落死胎，止崩中带下，调经脉，其功大类当归、地黄、芎𦮼、芍药故也。"所以又有"一味丹参饮，功同四物汤"之美誉。

西洋参，补气养阴，清热生津。患者体内长期气血瘀滞，在积郁的同时，也常常会因为郁而化火，所以在以活血化瘀为主的治疗时，配伍益气养阴之西洋参，不仅可以增强活血化瘀之力，也能改善气虚以及化火的症状。现代研究表明，西洋参有抗疲劳、抗氧化、抗应激、抑制血小板聚集、降低血液凝固性的作用。

三参粉具有活血化瘀、益气养阴的功效，对于前面所述的三高患者，都有非常好的治疗作用，尤其是高黏血症，疗效尤佳。

由金鱼的死亡，想到了水的富营养化，由水的富营养化，想到流水不腐，户枢不蠹，并由此想到人体气血的郁滞，想到人体的"富营养化"类疾病，并结合临床，总结出这类疾病的养生保健方法，收获的确不少。中医的根在自然之中，自然之理即中医之理，自然之道即中医之道，理虽如此，奈何感悟者少！

下面我们通过另外一个故事，感悟中医之道：打粉机的故事。

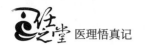

26.打粉机的故事

——凡事莫过，过必伤身

在临床上，许多患者适宜服用散剂治疗，这就要求将药材粉碎成细粉来服用。这活儿看起来简单，做起来却很麻烦。我以前是用碾槽来碾，累人不说，碾得还很粗。为了方便，药房购置了一个小型粉碎机，虽然每次只能粉碎很少的药材，但使用起来方便，粉碎的速度快，更重要的是打出来的粉足够细。有了它，省了不少事。

可不久问题就出现了，一台崭新的打粉机，使用不到半年，电机就烧了，因为是高速电机，得寄到外地进行维修，非常费时并且邮寄也麻烦。为了不影响工作，不得已只好重新购置一台。第二台机器使用没多久，噪音很大，厂家建议换碳刷，可碳刷换后没过几天，又出现了问题。这样频繁的故障也引起了厂家的重视，于是他们派本市的业务代表上门指导，业务员看了我们的操作过程，说了句"你们装料时装得太满了"。

我很是疑惑，他便解释道："道理很简单，如果打粉机装料装得太满，药材没有活动空间，很容易将刀片卡死，刀片卡死后电机处于短路状态，负荷过重，就容易烧坏。"

业务员的话，让我豁然开朗。是啊，的确如此！投料时为了省事，不管粉碎什么药材，我一直都装得满满的，普通的药材没事，遇到三七这些难以粉碎的药材时，装得太满，的确容易将粉碎刀片卡死，看来我一直忽略了"度的问题"。

业务员接着说："打粉机的料斗就好比人的胃，人吃得过饱，会撑得难受，消化也会受到影响，人是如此，这个铁疙瘩也一样！爱惜点用，投料时装个六七分，多打一次就可以了，好事不在忙中求嘛！"

送走业务员后，他无意中说的话却时时在我耳边回响："投料时装个六七分，多打一次就可以了，好事不在忙中求嘛！"

很朴实的道理，却值得反复思考。

其实干什么事都要有一个度，超过了这个度，就容易适得其反，生活中这样的事情太多了，只是我们没有静下心来思考而已。

我们常听老人讲，说话不可说得太满、太过、太重，吃饭吃个半饱才有助于健康，饮酒饮到微醺才能体会饮酒的快感。

很多时候我们需要给自己留下一点空隙，说话要留有余地，这样做事才会有回旋的空间；开车的人都知道两车之间要有适当的距离，要留一点缓冲的余地，才可以随时调整自己，进退有据；杯子留有空间，才不会因加进其他液体而溢出来；气球留有空间，才不会因再灌一些空气而爆炸；人说话留有空间，才不会因为意外出现而下不来台。

可能、尽量、或许、研究、考虑……这些不肯定的字眼，人们习惯于使用，不是因为不自信，而是为了留一点儿空间好容纳"意外"，否则一下子把话说死了，往往事与愿违。

因此凡事要留有余地，把握好一个度，不要把话讲得太满，要收放自如，让自己立于不败之地，从而在适度和完美之间找到平衡。

多么有用的人生哲学！

中医里面有"五劳七伤"之说，五劳在《黄帝内经》中被描述为"久视伤血，久卧伤气，久坐伤肉，久立伤骨，久行伤筋"。

视、卧、坐、立、行这五种基本的起居动作，都不可过度，久视、久卧、久坐、久立、久行都会伤人。

平常我经常建议患者多多锻炼，有些患者就把握不好这个度，锻炼过头，反而伤了身体。

有些患者打太极拳，原本是个很好的锻炼方式，但蹲久了，站长了，就容易伤骨，出现骨质增生，网上经常有这样的报道，其实这不是打太极拳的问题，而是一个度的问题。

睡觉是一种享受，但睡过头了，就不是享受，反倒是受罪，还伤身体。上班族大都深有体会，平常每天正常上下班，感觉还好，一到周末，早上睡

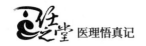

到十一二点才起床，人越睡越没劲，睡得浑身发软，这就是久卧伤气，睡得过久，气虚了。仅仅是周末睡一个懒觉就这样，如果每天睡又会怎样呢？

有一些人，在没有退休前，每天正常工作，正常起居，有规律的作息时间，但退休之后无所事事，养成睡懒觉的习惯，每天上午睡到十点多起床，这样一段时间之后，身体会越来越虚弱，体质越来越差，反而没有上班时健康，这其中的关键就是度的问题，睡多了，休息过度了，体质不仅不能增强，反而越来越差。

我常常告诫一些气虚的患者，每天晚上不要睡得太晚，熬夜伤阴又伤阳；早上不要起得太晚，久卧也伤气。

肺主气，久卧伤气，伤的不仅仅是气，还有肺啊！

教师的工作特点是站的时间多，站多了也伤身体。在教师这个群体中，腰椎间盘突出或膝关节骨质增生的患者比比皆是。

肾主骨，久立伤骨，其实这不仅仅伤的是骨，本质上来讲，还是肾，所以长期站立工作的人，很容易出现肾亏。

人体五脏的精气皆上注于目，与目关系最密切的物质是血，"目得血则视"。而目为肝之窍，肝脉系目，肝藏血，肝血滋养人的眼睛。用眼过度，首先会耗肝血，肝所藏之血被耗，则人体的血也会被消耗。

日常生活中，许多人不爱惜眼睛，长时间看书熬夜，上网或看电视，以致出现双目干涩、视力急剧下降。这样的患者平时应该注意用眼适度，看一段时间的书，就要外出远眺或做眼保健操，老年人看书报或电视、电影等也应以1~2小时为宜，持续时间不要过久。贫血的患者，用眼更加应该注意把握好这个度，这个度把握不好，最终伤的不仅仅是眼睛，而是人体的阴血，乃至整个身体。

除了久视、久卧、久坐、久立、久行伤人之外，还有大饱伤脾，大怒伤肝，强力举重、久坐湿地伤肾，形寒、冷饮伤肺，忧愁思虑伤心，风雨寒暑伤形，大恐、不节伤志，古人将这些总结为五劳七伤。可以看出，视、卧、坐、立、行是人们日常生活中最普通的活动，这些活动对人的影响也最大，它们之间还会相互影响。所以，每个人在日常的生活和工作中都要注意，不论是劳身还是劳心都要有节制，不可过度，要注意劳逸结合，调节神经和身心，这样才是正确的养生之道。

关于度的问题，不仅仅是五劳七伤的问题，任何事情都有度的问题，太过与不及，都达不到理想的结果。生活中通常我们会注意到不及的坏处，而忘记过犹不及的道理。

打太极拳的人都知道，只有招式保持在一定的度之内，才能自由地进行阴阳转换，才能体会到刚柔并济的意境。招式过老了，就体现不出柔，展现的只有刚，只有阳。因为阴是阳的基础，没有阴这个基础，刚也就算不上真正的阳了，所以打太极拳，打的就是一个度，招式上失去度的太极拳，也就算不上真正的太极了。

打太极如此，养生治病也是如此。临床上我们常说疾病要三分治七分养，就是这个道理。

比如胃病，通常情况下用药物治疗一段时间后，胃部不适会明显好转，可停药后，病情还会再次发作，患者常常因此抱怨医生，为什么没能将他的胃病彻底治愈，借用一句俗话，为什么没能将胃病"挖根"？

胃病能挖根吗？挖得了根吗？

许多胃病患者不按时就餐，暴饮暴食，饮食过酸、过冷，喜欢喝浓茶、咖啡等，这些都是胃病产生的诱因，这些不良的生活习惯不改变，光靠药物来治疗，那是舍本逐末。正所谓"野火烧不尽，春风吹又生"，要想根治胃病，只能"三分治，七分养"，学会调养自己的胃，爱惜自己的胃，那才是治疗的根本法则。

胃病的调养，首先要养成一日三餐定时定量的习惯，不能闲的时候吃个饱，撑得难受，忙的时候，两餐合并在一起吃。都市上班族，每天为了赶着上班，常常忽略了吃早饭，这对胃是非常不利的。

其次，胃消化功能不好的人，建议少量多餐，如果还没到正餐时间，可以补充一些零食，但不宜过多，一定要记住这不是正餐，正餐还是要正常吃。食物以软、松为主，一些比较有韧性、爽口的东西不宜多吃。

第三，有胃病的人一定要戒烟、酒、咖啡、浓茶。

第四，胃不好的人尽量少吃寒性的食物以及水果。

第五，胃不好的人吃完饭后不宜马上工作和运动，最好休息一下，等胃部的食物消化得差不多了再开始工作，或者慢行，也对消化有好处。

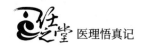

第六，保持良好的心态，心情抑郁和脾气急躁是胃病的大忌。

药物治疗只能治其三分，另外七分需要自身的调理，如果为了彻底治好胃病，长期服药，最终反而弄出新的胃病来，那也是得不偿失的。比如反酸的患者，为了抑制胃酸，长期服用奥美拉唑等药物，结果胃壁细胞长期被抑制，最终发展成萎缩性胃炎。找到胃病的原因，纠正不良的习惯，再结合适度的药物调理，才是胃病挖根的办法啊！

不仅仅胃病如此，很多疾病的治疗都是这样，药物调理的目的是折其病势，病势转换了，疾病就会向好的方向转换，这时纠正以往促进疾病发展的因素，顺应五脏的生理规律，疾病就能从根本上得到治疗。

如果盲目地靠药物来治疗，过度治疗，则不仅浪费社会资源，对疾病也是没有帮助的。疾病产生的根本原因不去解决，是永远治不好的。治病如同打仗，《孙子兵法》上说："是故百战百胜，非善之善者也；不战而屈人之兵，善之善者也。"

农村种地的老人都知道，雨水下得太多，容易形成涝灾，长期不下雨，则容易形成旱灾，适度的降雨量，才是庄稼丰收的前提。风调雨顺，不是风小雨多，也不是风大雨少，适度的降雨，才算是风调雨顺。

打粉机投料需要留三分，打太极招式上也需要留三分，胃病的药物治疗上只取三分，倒茶只上七分，斟酒只取八分，就连种地需要的雨水也需要一个合理的度。

治病用药如此，打仗用兵如此，做人做事也是如此啊！从生活小事可以感悟真理，通过真理则可以透视人生。做人做事也要留三分余地啊！道理就是如此，看似略有缺憾，其实已是满分！

27. 通下水道的故事

——口臭与头晕的治疗

有一段时间，家里厕所经常有臭味，窜得满屋子都是，让人心里很不舒服。后来请来专业维修人员，师傅看后，说是下水道不畅通。于是用工具从下水管取出一团头发、塑料等杂物。此后，卫生间再也不臭了，问题就此解决。

原来是因为下水道通而不畅，导致秽物残留，厕所才有臭味啊！

因为异味消除后心情好了很多，这样小小的一件事给我的感触很深。但更没有想到的是这件小事后来给了我临床上治病的启示。

🔥 清阳出上窍，浊阴出下窍

几个月后的一天，有个患者过来就诊。我看到她说话时总是有意无意地用手挡住嘴，但我并没有太在意。我看病通常是先切脉，从脉象分析病情，患者再稍作补充，就可以开处方了。

观这位患者脉象，右手寸关有上越之势，患者胃气上逆，浊气上冲，肺火亢盛，应当有消化不好、总是打嗝、咽干不适、刷牙恶心、大便不畅等症状，我一边细细体会脉象，一边给患者分析。

她连连点头称是，但最后补充道：最近口气特别重，有时还带有粪臭味，头昏昏沉沉的，和周围的人讲话时，都有些难受，连老公都不愿意跟她近距离讲话了，这个病弄得她心情很压抑。

没想到一个小小的口臭，会带来这么大的问题，甚至影响了家庭关系和睦。

以前治疗口臭，我多是采用芳香除臭的办法，治之以兰，给患者服用藿香、佩兰等药物，疗效有的很好，有的差些，这里面的病机难道没有悟透？我让患者放开手，近距离跟我讲几句话，让我闻闻她的口气。

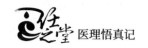

果然异味很大啊！闻着这股气味，我立即想到了几个月前家里厕所的问题，真是茅塞顿开！

"清阳出上窍，浊阴出下窍。"这是《黄帝内经》中的原话，这里的"浊"可以理解为浑浊、污秽之物，包含人体的大小便和矢气等，臭气本属于浊气，其出路当为下窍，现在浊气上冲，自然出现口臭。

脑为清阳汇聚的奇恒之府，故又称"清空之府"，清者，清灵之意也。浊气上逆，清阳不升，浊邪侵犯清空之府，所以患者就出现头昏脑涨。

想通了这些道理，再结合患者的脉象，我开了一个处方：

| 枇杷叶 30克 | 代赭石 15克 | 连 翘 12克 | 苦 参 8克 |
| 苦杏仁 15克 | 川 芎 10克 | 薄 荷 5克 | 苏 梗 20克 |

患者服用3剂后，矢气连连，口气清新，头昏、打嗝、咽干不适也好转了不少，患者连连称奇。

我来分析一下这个处方。

枇杷叶为君，归肺胃二经。《本草纲目》上说枇杷叶："治肺胃之病，大都取其下气之功耳。气下则火降痰顺，而逆者不逆，呕者不呕，渴者不渴，咳者不咳矣。"在这个处方中，就是取其降肺胃之气的功能，肺胃之气降，则浊气自降。

代赭石、苦杏仁为臣，代赭石质沉，降胃之气速；苦杏仁收敛肺气，增强肺之敛降功能。一个从胃入手，一个从肺入手，增强枇杷叶的降气之力。

连翘、苦参、川芎、薄荷为佐。佐连翘，取其散结之功，浊气郁结之处得散，流行通道自然顺畅，则下气也自然甚速。苦参味苦性寒，有清热燥湿解毒之功，解浊气长期瘀积所化之毒。苏梗宽胸理气、疏通中焦，令浊气下行顺畅。

川芎力能升清，张锡纯在《衷中参西录》中写道："川芎气香窜，性温，温窜相并，其力上升、下降、外达、内透，无所不至……其特长在能引人身清轻之气上至于脑。"用川芎的目的是为了升清，升清的目的是为了降浊，这是从另外一个角度解决浊气上逆、清阳不升的病机。

薄荷药性为升，看起来似乎与病机不符，其实薄荷归肝经，作用于肝，也是为了生发人体阳气。

全方的用药思路充分贯彻了《黄帝内经》"清阳出上窍，浊阴出下窍"的宗旨，患者体内阴阳升降得以恢复，清浊各归其路，自然疾病能够得到治愈。

有了这次治疗经验后，我对《黄帝内经》"清阳出上窍，浊阴出下窍"的理解又上升了一个高度。最朴素的理论，往往指导着最复杂的事情。

🔥 清阳不升，导致头昏

临床上很多患者头昏，总感觉头脑昏昏沉沉，犹如阴雨绵绵的夏天，用手敲打，会感觉舒服一点，在医院检查，做颅内彩超，结果大多是椎基底动脉供血不足，西医多采用扩张脑血管的办法，收效慢不说，还容易复发。

其实这里面就是一个清阳不升的问题。

清阳要上升，需要力量和顺畅的通道。没有力量，则清阳无法上升，上气不足，不仅头昏，而且人还会感到心慌气短，这是因为心肺与脑同居上焦的缘故。如果清阳上升的通道不顺畅，自然也会出现头昏。

清阳上升的力度与肝脾两脏有关，脾主升清，肝主条达，两脏一左一右，升发着人体的清阳，如果这两个脏器的功能出现了问题，自然就会升发力度不够了。

曾经有一位严重头昏的患者找到我，据说在医院多方检查，都查不出问题，想寻求良方。通过切脉，我发现患者肝脉郁涩严重，询问患者，体检报告单上是否报告患有中重度脂肪肝？患者点头承认。

我告知患者，你的头昏是由于脂肪肝所致，别无他病。

患者将信将疑，我说，你如果不信，就试着服用一周护肝片，这药虽然不能治疗你的脂肪肝，但对修复受损的肝脏还是大有益处的。

患者服用护肝片一周后，头昏大大缓解，深感意外，随即问我："这护肝片上没写能治疗头昏啊，为什么就有效呢？"

我笑着说，买盐的钱难道就不可以买油吗？护肝片针对的是肝脏，调理好肝脏，这些相关症状自然就会得到治疗！

脾脏不好的患者，也容易头昏，这是因为脾的升清作用受到了抑制，人体清阳之气得不到升发所致。脾喜燥恶湿，最容易伤及脾脏的就是湿邪，湿邪困脾之后，人会感到头昏，这样的患者，调理脾脏就是关键了。

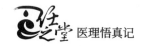

在临床上这样的患者很多，他们大多伴有大便不调，脘腹胀满的症状，女的大多还伴有带下病，男的则多伴有慢性前列腺炎。在前面"湿衣服的故事"一章中，我谈过湿阻气机的问题，其实阻滞的气，就是人体的清阳，清阳不升，就是头昏的根源。

对于这样的患者，除了辨证下药外，我常常建议他们用白术配苍术泡茶喝，两者等量使用，各10克。服用一段时间，这些患者都感到明显好转。

这个方法不仅仅对脾虚湿盛，清阳不升的头昏有效，只要存在这样的病机，对于妇科疾病以及男科疾病，也可以作为辅助治疗手段，都能起到一定的效果。

除了上面谈到的"升"的问题，其实头昏的患者还有一个"通道"的问题，也就是阳气上升通道不畅的问题，头为诸阳之会，阳气上升的通道不畅，也是头昏的原因。临床上见得最多的是供血不足，血液无法供应给头部，导致头昏，这样的患者静滴丹参注射液，或者血塞通，都能解决问题，但是不是就这么简单呢？

头昏，更多的是因为大脑缺气

临床上部分头昏的患者，通过检查，的确存在脑供血不足，但是用扩张血管的药物、活血的药物，却不能解决问题，患者病情不能得到缓解。这里面除了血脉的问题，其实还存在另外一个问题，那就是经络的问题，经络不畅，患者头部供气不足，而不是供血不足。

气与血是两套系统，血脉中运行的是血，经络中运行的是气，人体内的病理产物能够阻塞血脉，影响血液向头部的输送，同样也能停滞于经络，影响气向头部的输送，扩张血管可以改善血脉的流行，使其通畅，但却不能改善经络的郁滞，促进气的运行。

所以针对通道不畅的问题，需要辨证，及时清理人体内的病理产物，行气与活血并施，才能从根本上治愈头昏的疾患。

浊阴不降也可引起头昏

前面谈了"清阳不升"的问题，其实头昏还存在"浊阴不降"的问题，患者的头部就好比一个浊气熏天的房间，你单单打开进风的窗户是没用的，浊气不从另外一个窗口排出，房子内空气不能一个方向进一个方向出，通道就不存在，就不能形成对流，正所谓"欲求南风，须开北牖"，也如《黄帝内经》所云"清阳出上窍，浊阴出下窍"，一升一降，气机就能对流，人才会头脑清醒，耳聪目明。

人体是一个非常精妙的机体，上面说的这些，机体自身都能非常巧妙地完成，肝胆互为表里，肝主升，而胆主降；脾胃互为表里，脾主升，而胃主降。这两对脏腑一升一降，非常巧妙地完成了人体气机的升降问题，所以我们在寻求"清阳不升"的同时，也应该寻求"浊阴不降"的原因；在考虑肝脾不升的同时，也应该考虑胆胃不降的问题；在考虑清阳升发通道不畅的原因时，也应该考虑浊阴下降通道不畅的原因。对于那些长期便秘的患者，也许痛痛快快地拉出大便，头昏就能立时好转，这是因为浊阴下降的通道打开了，浊阴下降了，患者体内的清阳也就能顺利上升了。

曾经有患者因为头昏找到我，我通过切脉后发现他是胆经不畅，也就是体内胆气不降，上逆入胃，导致胃气下行也受到影响，肝脾的升清功能尚可。于是我建议患者经常用手指按压阳陵泉和足三里，以取降胆胃之气的效果，3天以后患者反馈信息，说疗效神奇，而且按压这两个穴位后，口苦的毛病也好了不少，按压期间，经常排气，这就是浊气下行。浊气下行之后，清阳才得以上升。

通过"通下水道的故事"，感悟了口臭的治疗，也借此深刻理解了"清阳出上窍，浊阴出下窍"的意义，同时理清了头昏的治疗思路。其实"清阳出上窍，浊阴出下窍"谈的不只是口臭和头昏，它讲的是道，是人体清阳与浊阴的运行法则，顺之则康，逆之则病，人体许许多多的疾病都是违背了这个基本的法则，借用这个法则来调理身体，就可以起到事半功倍的效果。

道理看似简单，在临床上的指导意义却非常深远！

理法方药，理为先，是不是理明白了就一定能治好病呢？这也不一定，因为后面的每一个环节都很重要，下面我们通过另外一个故事来感受用药的重要性：划玻璃的故事。

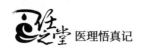

28. 划玻璃的故事

——专病专药，疗效最好

前年，有个患者建议我在诊断桌上放一块玻璃，这样一些临时的小事可以写在小纸片上，放在玻璃下面，时刻提醒，不容易忘记。的确是个很好的建议，于是我就开始琢磨着如何弄块大小合适的玻璃。

很巧，邻居搬家，把家里茶几弄坏了，可茶几上的一块玻璃是好的，丢了可惜，打碎了卖也值不了几毛钱，实在不划算，邻居老奶奶便问我要不要。听到我想在诊所桌子上放块玻璃后，老奶奶二话没说，马上派人给送上门来，往桌子上一搁，宽度正合适，就是长了一截，这个好办，划上一条线，切下多余的就行了嘛。

没有划玻璃的刀，我找来一根钢锯条，掰断后用断口划玻璃。滑溜溜的玻璃被钢锯条划出了一条浅浅的白线，但是想就此将玻璃掰成两半，好像不太可能。工具箱中的所有工具用了个遍，一块玻璃就是切不开，看来还得要玻璃刀才行啊！

不得已，下班后我扛着玻璃来到专业的铺子，请师傅帮忙。划玻璃的师傅用玻璃刀轻轻一划，再轻轻一掰，一个看似复杂的问题就解决了。

划玻璃的师傅看了看我划的痕迹，笑着说："没有金刚钻，别揽瓷器活！"

是啊，没有金刚钻，还真不能揽瓷器活。

通过这次划玻璃的事情，我时时在想，玻璃、瓷器这些又滑又脆的物件，在金刚钻面前，变得就像豆腐一样，我们人体疾病的治疗过程中，是否也存在这样的瓷器活与金刚钻呢？

🏺 白芷与前额痛

一位男性患者，一年来反复出现前额部疼痛，时轻时重，自认为是感冒所致，自己买了感康，服药后缓解，但最近一个月病情又加重，呈持续性胀痛、闷痛，在当地三甲医院就诊，做了头颅CT检查，被诊断为慢性额窦炎，持续使用抗生素治疗一个月，病情稍稍缓解，但没有治愈，患者不得已一边住院，一边寻求中医治疗。

我见到他时，他的舌质淡，苔薄黄，左手寸脉虚细而数，右寸关浮数。仔细询问病史，得知他两年前前额受凉后，一直闷闷不舒，最近一年才开始出现头痛，时有鼻塞。考虑他病程长久，非一般药物可以起效，思虑良久，我开了下面的处方：

白　芷 40克	葛　根 30克	川　芎 15克	天花粉 10克
连　翘 10克	红　藤 10克	薄　荷 6克	生甘草 6克

患者服用一剂后疼痛消失，随即办理出院手续，采用纯中药治疗，连续服用5剂后，诸症平息。后来，我用上述处方配制丸药一剂，让他巩固疗效。半年后他带家人前来就诊，并告知自己头痛已经痊愈，没有复发。

白芷治疗前额痛（即阳明头痛），可谓立竿见影，不仅止痛，还能燥湿排脓，对于慢性额窦炎疗效非常好。但是它性温燥，大剂量使用容易伤阴，必须配伍天花粉，才能相得益彰。

白芷一物，颇为传奇。古方都梁丸，就是只用白芷一味入药，便能治疗诸风眩晕，妇人产前产后，乍伤风邪，头目昏重及血风头痛，暴寒乍暖，神思不清，伤寒头目昏晕等症。关于白芷，还有一个传说，更是给此药增加不少神奇色彩。

公元960年，宋太祖赵匡胤建都汴梁（今开封），一时太平盛世，人才荟萃。传说南方一富商的掌上明珠年方二八，患痛经症，每逢行经即腹部剧痛，有时昏厥过去不省人事。虽然遍访当地名医，疗效甚微，痼疾缠绵，形体日衰，容颜憔悴，精神萎靡。急得富翁食不甘味，夜不能寐。为了治好千金之疾，富翁携爱女带用人日夜兼程赶往京城寻找名医。赶至汴梁，适逢女儿经期，腹痛发作，呼天抢地。正巧，一采药的老翁路过，经仔细询问病情后，马上从药篓里取出白芷一束相赠，嘱咐以沸水洗净，水煎饮用。富翁半信半疑，但眼看女儿痛苦异常，无药可施，只好就地炮制，一煎服而痛缓，二煎服而痛止，又服数煎后，来月行经，安然无恙。富翁喜出望外，寻得采药老翁以重金酬谢。

从此，白芷一药，在百姓中广为流传，后来有人先把白芷用沸水泡洗四五遍，干后研末，炼蜜为丸，丸如弹子大。因"香白芷"在京都汴梁觅得，故取都梁为名。

如果说前额痛是个难搞定的瓷器活，那么白芷就是金刚钻了，没有这个金刚钻，真就揽不了这个瓷器活啊！

威灵仙与龟头感染

临床上除了白芷，类似的金刚钻还有很多。

威灵仙治疗龟头感染效果很好。临床上经常遇到龟头感染的患者，有的患者出现糜烂，有的患者出现溃疡，有的患者红肿疼痛，采用威灵仙50克，煎水后，装入杯中，将龟头浸入杯中，泡洗患处，每次15分钟，每日两次，一般两次见效，两三天就全好了。

桑叶与"兔子眼"

桑叶治疗球结膜下出血效果非常神奇。

结膜小血管破裂出血聚于结膜下称为球结膜下出血，中医称为白睛溢血。出血的形状不一，大小不等，常呈片状或团状，位于白睛部分，也有波及全球结膜呈大片者。少量呈鲜红色，量大则隆起呈紫色，多发生在睑裂区，随着时间的推移，出血常有向角膜缘移动的倾向，也有因重力关系而集聚在结膜下方者。出血先为鲜红或暗红，以后变为淡黄色，最后消失不留痕迹。

患者发病时自觉症状不明显，一般多为他人发现，常常一觉醒来，照镜子时发现成了兔子眼，如果不治疗，常常有加重趋势，而且有时还会此起彼伏，双眼同时出现。

在中医辨证上多数肝肺二经火邪过盛，热伤血络，桑叶能清肝肺二经之火，凉血止血，疗效神奇。临床上本人采用桑叶30～50克，煎水后让患者当茶喝，效果非常明显。

🌀 二丑粉与小儿食积

二丑粉治疗小儿食积有特效。小儿食积的表现是经常下午或夜晚发热，不想吃东西，大便不畅。运用退烧药，可以短时间控制体温，但药力消失后，体温又升高。这个问题的根源在于胃肠道的积食，运用二丑粉，采用攻下的办法，排出体内的积食，孩子自然是很快就能康复。

我遇到过这样一个患儿，5岁，午后发热伴胃胀两天。孩子妈妈说，孩子两天前暴饮暴食后消化不良，出现午后发热，喝了五谷茶也没什么效果，于是到当地医院就诊，具体治疗方案不清楚，孩子虽然在用药后体温下降，但到半夜又烧起来，体温38℃，他们情急之下，让孩子吃了退烧药，第二天一早赶忙前来就诊。就诊时，孩子面颊潮红，腹胀如鼓，3天没有大便，体温38.5℃。

这是明显的小儿积食，用攻下的办法就能缓解。处方很简单：二丑粉 5克，伴白砂糖少许，凉开水调后嚼服。

孩子服药后 3小时，就解了一次大便，腹胀减轻，体温也降下来；4小时后解第二次大便，腹胀消失。当天晚上吃稀饭一碗，完全恢复正常。

很多人担心二丑有毒，使用不当会中毒，其实二丑的毒性主要在它的皮上，通过特殊的加工方法，自然就无毒了，那么如何加工呢？这个问题我在《医间道》一书中有详细的描述，具体如下：

取牵牛子 1000克，小火炒焦黄后，研成细粉，边研边过细筛，1000克只取 600克左右初粉，剩余 400克尾粉不用。

用法：药粉 3～5克与白砂糖（红糖也可以）拌匀后加少量开水调匀，形如芝麻糊一般，味道香甜，令患儿嚼服。

我每年使用不下于 100人次，几年来使用数百人次，未见一例中毒，使用时把握好一个原则，即"中病即止"。患者服药后出现腹泻，即不再继续服用。

🌀 小茴香与盆腔积液

小茴香治疗妇人盆腔积液疗效显著。临床许多妇女突发小腹胀满，B超显示盆腔积液，伴有尿频症状，但小便常规又正常，其实都是小腹受寒，下焦

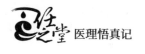

受寒邪所克，寒性收引，三焦水道不通。取小茴香 15～20 克，煎煮后一次服下，患者常常会接连放屁，多数患者一次即愈。

威灵仙、桑叶、二丑、小茴香就像金刚钻一样，治疗上面所谈到的疾病常常立竿见影，手到擒来。

中医有专病专药之说，前面只是谈了四五种，这样的例子有很多，掌握了这些专病专药，就如同找到了针对瓷器活的金刚钻，疾病治疗起来，自然轻松自如。

如果做个有心人，细心体会中医中药里面的金刚钻，我们就会发现，中医是多么的神奇！下面我们通过另外一个故事，继续感悟中医：买煤炉的故事。

29. 买煤炉的故事

——我们需要什么样的健康理念

药店每天要为患者代煎中药，代煎中药就需要煤炉。2008年初，我一次性买了10个煤炉，每个15元。因为每天使用，10个煤炉3个月不到，统统烧坏了。药店员工建议我买几个炉胆，自己加工制作煤炉，他们认为这样做的结实耐用。

炉胆2元钱一个，加上一个薄铁皮桶0.5元，再配上少许水泥、黄土，一个自制的煤炉很快就做好了。无论从外观还是从使用效果上来看，毫不逊色于市场上销售的煤炉。只有一点不足，就是不能封火。因为每天煎药量大，10个煤炉从早烧到晚，炉火封不封也就无所谓了。

自己制作的煤炉的确是经久耐用，使用半年后，分毫无损，单从煤炉来看，半年来节约了近300元买煤炉的钱，但通过观察用煤量，我发现还是犯了一个错误，而且是个大错误。自制的煤炉每天用煤量比原来多了近三分之一，也就是每天多用15块左右的煤，一天多花费6元钱，半年下来，多花1000余元。

虽然煤炉还没有损坏，但细算这笔账之后，我决定立即到市场上购买最好的煤炉。每个40元，价钱是贵了点，但使用好煤炉，每天不浪费这15块煤了。另外，用好煤炉比用以前的差煤炉每天节省出10块煤，一多一少，相差20多块煤啊。真是不算不知道，一算吓一跳。

一个小小煤炉的调换，给我带来的却是投资理念的转变。

人生有很多投资的机会，针对健康进行的投资，短期看起来可能觉得不划算，就好比上面说的买煤炉的故事一样，舍不得花小钱，最终算下来花的是大钱。

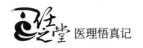

🍐 小病莫拖延

许多疾病，刚开始的时候症状很轻，只需要及时治疗，很快就能治愈。但如果不愿意治疗，舍不得花小钱，一直拖着，迁延日久，最终酿成顽疾，治疗起来不仅费时费力费钱，而且效果还不好。

我曾经治疗过一位慢性鼻炎的患者，他3年前因感冒后没有及时处理，迁延一月后，鼻子开始流脓鼻涕，自己买了千柏鼻炎片服用，没有什么效果，后来严重到只能靠长期使用麻黄素滴鼻液来控制症状。3年后症状更加严重，不仅是流腥臭的脓鼻涕，还整天头脑昏沉，严重影响工作，不得已，只好到医院就诊。住进医院后，医生为他手术治疗，花了好几千元，病情确有好转，但时常鼻子还是不通气，痛苦异常，最后不得已寻求中医治疗。按内生疮痈治疗，月余始愈。

原本花很少的钱就能解决的问题，非要拖延到花大价钱才能解决不可，有的甚至花大价钱也解决不了，最终丧失生命，回头再想想，真是得不偿失啊！

农村有一句土话：小时不补，大时一尺五。许多疾病不是一时形成的，在疾病初期，就应当防微杜渐，及时扭转不好的势头，将疾病控制在最小的范围。

听起来好像很复杂，但其实只要掌握了一些简单的养生之道，每个人都是可以做到的，比如：

天冷穿得少，不小心受凉了，这时及时煮上一碗生姜红糖水，暖暖身子，发发汗，将体内的寒邪驱逐出体外，疾病就没有机会继续发展下去。

上夜班，熬夜了，出现腰酸背痛，眼睛干涩的症状，这时弄点枸杞子、菊花泡茶喝。同时好好休息，让身体及时得到休整，身体就不会走下坡路。

月经期间，吃了生冷的食物，或者受凉了，出现小腹疼痛，月经颜色发黑。这时及时用艾条烤一烤小腹，将子宫内的寒邪散尽，以后就不会再出现月经不调。

小孩子停食了，出现厌食、腹胀、发烧、大便不通。这时让小家伙饿上一两顿，吃点消食的药物，将体内的积食消化掉，就不会迁延日久，形成疳积……

人生的健康之路，就如同一辆行驶在高速公路上的汽车，道路不可能如一条直线，总有些弯弯曲曲。对于健康快车，我们要做的事情，就是及时调整方向盘，让身体这辆快车，能够永远在健康的道路上前行，而不是等到汽车行驶到公路之外，才调整方向盘，那时已经晚了，有可能早已车毁人亡，想调整方向也没有机会了。正如《黄帝内经》所云："夫病已成而后药之，乱已成而后治之，譬犹渴而穿井，斗而铸锥，不亦晚乎？"

去青岛旅游过的人，都感叹青岛城市规划很好。其实人生也是如此，每个人都应当有自己的健康规划，才会对健康重视起来，才能做到未病先防，有病治病。

五脏各有盛衰虚实，我们每个人都应该把好自己的脉，知道自己的脏腑状况，然后有的放矢地保养它们，才能够健康长寿。

记得有次我的自行车胎被扎穿了，我在修车摊修好后，没过几天又漏气了，于是我找到修车师傅，问他为什么刚补好的车胎又漏气，是不是上次没补好？

修车的师傅拆开外胎，找到内胎漏气的地方，指着漏气的小孔告诉我，这是新扎的窟窿，不是上次修补的地方。然后语重心长地说，修车的人可以补好所有扎穿的洞，但不能保证它能管多长时间，这需要你们爱惜自己的车，骑车时不小心，自然就容易坏了。

临床上我们经常遇到患者抱怨，医生啊，我的感冒才好，为什么又感冒了呢？我的胃病吃了一个多月的药，刚刚好点，怎么又犯了呢？

其实这和补车胎是一个道理，医生将患者的病治愈了，可如果患者不爱惜自己的身体，不珍惜自己的健康，自然还容易再犯病的。

🔥 细节决定健康，勿以善小而不为

那么如何爱惜自己的身体呢？

小时候看别人吹箫很好听，我也总想着拥有一支，但因家境原因，实在不好向父母开口，于是就自己动手做起箫来。我的老家竹子很多，找根合适的竹子，非常容易。我取下长短合适的一节，按照箫上小孔的位置分布，依葫芦画瓢地做起来。抛光、钻孔这些工作很容易，复杂的就要属吹口的制作了。刚

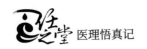

开始的时候，我以为只要随便做个木塞，切上一个切面，对准下端的小孔就可以，结果一连做了几个，总是吹不响。后来父亲看到了，他告诉我，木塞必须和竹子的空丝丝入扣，我做得太毛糙，空隙太多，不可能吹得响。父亲用小刀将木塞刮得和竹孔严丝合缝后，塞在吹口处，再吹时，果然就能发出悦耳的声音。虽然这是一件非常小的事情，但20多年后我依然记忆犹新，那是我第一次体会到"细节决定成败"。

多年后的今天，当患者问我如何保养身体时，我常常会告诉他们，细节决定健康！

人的一生是短暂的，在这短暂的时光里，如何让自己的身体时刻处在一个健康的状态，这就需要我们在生活细节上多加注意。很多人以为一些细节上的疏忽，不会对身体造成伤害，其实恰恰就是这些疏忽成了疾病的罪魁祸首。

许多年轻女性在坐月子的时候，常常忽视对寒凉的回避，给小孩洗尿布，天气热时开空调，吃冷饮……这些生活上的细节不注意，最终都会酿下疾病的苦果，常说的月子病，就是月子里受寒所致啊。

患者张某，小产后正值夏天，天气炎热，她燥热难耐，于是开了空调，一周后开始全身发凉，怕风，手接触到凉水就周身冒凉气，晚上睡觉好像睡在冰窖里，怎么也暖和不过来，平时测体温倒是正常。患者来我这就诊时，穿着好几件毛衣，外面还披着大衣，但仍然感到寒气阵阵袭人，不时哆嗦。

这是因为患者产后气血亏虚，腠理开泄，吹空调时寒邪直入三阴。这看似是一个因生活细节不注意导致的小病，其实寒邪已经深入人体三阴之中，治疗起来非常棘手。我给这位患者调理气血，温补脾肾，祛风散寒，3个月后才得以康复。

临床上很多疾病，常常就是因一些不经意的细节问题引发的，好似蝴蝶效应一般，在人体逐步放大，最终导致重疾的形成，有的甚至是绝症。面对绝症的时候，我们如果将目光向前，去追溯疾病的转变过程，就会感叹自己最初犯下的那个不经意的小错误。

也许这个错误就是一次洗澡后的感冒，也许这个错误就是一次酒后的性生活，也许这个错误就是一次小小的打击……就是因为这一个微小错误的起点，我们忽略了它的影响力，最终这个错误在人体被放大导致了现在的顽疾。

事物发展的规律是"一生二，二生三，三生万物"，这个规律同样也是疾病的发展规律。如果我们在不经意间，导致了"一"的产生，而这个"一"又没有引起我们的重视，继续朝着不好的方向发展，接下来将是"二"的产生，如果在"二"的时候还不控制，继续向"三"转变，最终的结局一定是"生万物"，酿成顽疾。

"勿以恶小而为之，勿以善小而不为。"这是刘备去世前给其子刘禅遗诏中的话，劝勉他要进德修业，有所作为。好事要从小事做起，积小成大；坏事也要从小事开始防范，否则积少成多，便会坏了大事。所以，不要因为好事小而不做，更不能因为不好的事小而去做。小善积多了就成为利天下的大善，而小恶积多了则"足以乱国家"。

如果将这句话引用到健康养生上来，"勿以恶小而为之，勿以善小而不为"也是很有指导意义的，如果我们重视对自己身体不利的"小恶"而不去触犯它，重视对自己身体有利的"小善"，时时亲近它，我们的身心自然健康。

养生是一门艺术，其中蕴含着很多深刻的哲学道理。一滴水能够折射出大千世界，同样生活中的许多小事，也能折射出养生大道，让我们通过生活小事，一同来感受疾病之道，健康之道，养生之道。

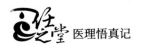

30. 交通阻塞的故事

——搭建人体高速公路

当我们享受各地丰富物产的时候，当我们欣赏异国风情的时候，我们首先应该感谢的是交通，有了便利的交通，才有了交流，也才有了市场。2008年春节前的一场大雪，导致京广铁路受阻，这样一条交通枢纽中断，许多人因此无法回家过春节，蔬菜、粮油等生活日用品的价格纷纷上涨。

当看到这些报道的时候，除了感叹雪灾的无情之外，从另一个方面，我们也应该感受到交通的重要性。没有了畅通无阻的交通，我们的世界就失去了与外界的交流，一些物资会因运送不出去而堆积浪费，另一些物资则是因运送不进来而缺少。

从大的社会的角度来看，是如此。借助天人相应，从我们自己的身体来看，也是如此！

🔥 啤酒肚怎么减

临床上，许多患者找到我，问自己的啤酒肚，大腹便便，如何治疗？

给这些患者切脉时，我发现他们的气血郁塞在中焦，除了表现为肚子大外，还表现为清阳不升，头脑昏沉；清阳不能实四肢，四肢酸软无力。对这样的患者，如果采用泻法，虽然暂时能稍稍缓解，但都不能彻底治愈，这是什么原因？

其实，人体的食物都是经胃消化，通过小肠分清泌浊，然后再经过脾脏输送到全身。在这个过程中，如果脾脏的输送功能出现障碍，向四周、向上的输送功能出现异常，那么食物精微就无法得到合理利用，这好比接力棒，小肠这一棒传出后，脾没有接手，食物就会积蓄在小肠与脾之间的部位，当然也就会出现大腹便便了。

要理解这个道理，只需要想想雪灾导致京广线瘫痪的情形，就明白了。这类疾病的治疗，不应该采用泻法，而应该采用补法。

从事西医工作的人，可能会疑惑，人已经都那么胖了，赘肉一大堆，哪还能继续用补药？

没错！只有补脾，修复脾脏的运化功能，将堆积的精微物质输送到四肢，四肢才会有力量，只有将精微物质上输到头部，人才能头脑清醒，精力充沛。

有人会问，食物精微长期积蓄在中焦，它们不会转变成病理产物吗？

没错，的确如此！

这好比交通阻塞，蔬菜运送不出去，长期堆放在产地，会慢慢腐烂一样。脾虚运化功能减退，食物精微被小肠吸收后，不能输送到周身，停留在中焦，时间一久，就会化为痰湿，它们与食物精微已经有所差别，所以脾虚的患者，就容易产生痰。

因此腹型肥胖（俗称"啤酒肚"）的人，在健脾益气的同时，还要配合化痰的药物，效果才会好。痰湿长期阻滞在中焦，就会影响气血的运行，伴随气滞血瘀的病机，因此这类患者的调理，还需要适当配伍理气活血的药物。

病情分析到此，治疗思路就比较清晰了。

脾虚，运化功能减退，小肠传输过来的食物精微不能及时输送到周身，停滞下来，化为痰湿；痰湿堆积日久，进一步阻滞了气血的运行，气血运行受阻，又进一步加重了痰湿的堆积。脾虚为起病之源，痰湿堆积为生病之标！

面对这样的患者，我通常采用如下配方来治疗，效果非常不错。

黄　芪 30克	炒白术 20克	炒苍术 10克	茯　苓 20克
山　楂 30克	枳　实 10克	木　香 10克	丹　参 20克
川　芎 10克	海浮石 20克	生甘草 8克	

在健脾补脾的药物中，黄芪、茯苓、白术、山楂这四种是必不可少的。黄芪益气健脾；白术、苍术燥湿健脾；茯苓健脾利湿；木香芳香醒脾；山楂

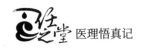

健脾开胃，消积化痰；枳实降气化痰；丹参、川芎活血化瘀；海浮石化顽痰积块；甘草调和药性。

或许有人会问，益气健脾的药物很多，为什么选择黄芪，而不用党参、人参呢？这是因为党参、人参，性偏滋腻，服用之后容易加重痰湿，所以不宜长期服用。

结合交通阻塞的现象，我分析了腹型肥胖患者的治疗，其实临床上因为气血运行不畅导致的疾病有很多，只是我们没有意识到而已。

黄褐斑怎么祛

许多女性朋友，脸上经常长斑，原本白里透红的脸色，变成黄褐色，心情自然不爽。对于爱美的人来说，无疑是非常严重的一件事情。

找西医咨询，大多以"内分泌失调"一言概之，告知没有良方，建议看中医；找中医咨询，治疗起来，不外乎疏肝解郁、滋养肝肾、补益气血，这些办法有些人有效，更多的人是无效。她们究竟应该如何来治疗呢？她们真的就是"内分泌失调"吗？

人体内分泌激素调节着全身的五脏六腑，四肢百骸，所有疾病的产生，都与内分泌系统有关，高血压、糖尿病、甲亢，就连慢性前列腺炎都与内分泌有关，将黄褐斑的发病，归结为"内分泌失调"似乎不妥。

其实在中医基础理论中，有一句话对面部疾病做了高度的概括，那就是"心主血脉，其华在面"。

这里的"华"，就是光华、光彩的意思。心脏精气是否充足，会在面部有所表现。因为面部的血脉极为丰富，人体十二经脉，三百六十五络脉，其气血皆上于面而走空窍。

心气旺盛，血脉充盈，面部就会红润，有光泽。心脏气血不足、血脉瘀滞，就会长斑、长痘。

这些道理，不是学医的人不太好理解。我常给患者解释，当城市交通阻塞的时候，城里面的垃圾就会堆积在许多地方，我们看到的是一堆一堆的垃圾。当我们人体的面部血脉循环较差时，面部的垃圾也会堆积下来，形成斑块。

患者往往就会问："为什么面部血脉循环较差啊？"

这与心脏关系最密切，因为心主血脉！全身所有的血脉都与心相连，当心脏气血不足，无力推动血液的运行了，自然就会出现交通阻塞。

明白了这些道理，再来谈黄褐斑的治疗就轻松了，就知道是怎么回事了。

我总结出一个很有效的组方，患有黄褐斑的朋友可以参考。

黄　芪 30克	当　归 15克	丹　参 20克	桂　枝 15克
熟地黄 20克	白　芍 20克	川　芎 10克	玫瑰花 30克
生甘草 8克			

黄芪配当归，是当归补血汤，补血经典方。

当归、熟地黄、白芍、川芎为四物汤，也是补血的经典组方。

丹参养血活血，有"一味丹参饮，功同四物汤"的美誉。

桂枝温通血脉，能够促进血脉的运行。

玫瑰花活血化瘀，疏肝解郁。不仅可以活血祛斑，还能疏肝理气，治疗肝胃气滞所导致的胁痛、胃痛。

一共九味药材，轻松达到益气养血、活血通脉的目标。心脏气血充足，血脉流行通畅，自然神采奕奕，面部何来长斑之虞。

嫌喝中药麻烦的朋友，可以买黄芪、丹参、玫瑰花，每样取 10 克，用来泡茶喝。虽然只有三味药，也蕴含了"益气养血，活血通脉"的效应，只是调理时间略微长一点而已。

长斑的女士，每天用手搓面部，每次 100 下左右，一天搓两三遍，以面部发红发热为度。道理很简单，通过搓面部促进血脉的运行，代谢增强了，斑也就慢慢淡下去了。

🔥 上火是怎么回事

门诊经常遇到患者上火，长疮长疖，服用抗生素和清热解毒的药物，也会有效，但有些患者停药之后不久再次发作，这又是什么原因呢？

在自然界中，火是物质燃烧过程中散发出光和热的现象，是能量释放的一种方式。我们在生活中，经常运用到火，比如做饭、点烟、烤东西等。

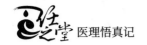

火的本质，是能量的一种转变方式。比如木材燃烧，由碳与氧分子结合，燃烧后转变成二氧化碳，同时以火的形式释放能量。人体摄入碳水化合物，在体内分解，同时释放能量，维持机体的生命活动。

生活中，我们经常会说"上火了"，那么，这里的火是什么东西呢？

上火是指营养物质在人体内异常分布，积蓄在人体某些部位，最终以特定的形式释放出来，释放的表现形式，概括为上火。

这样来说，火是人体精微所化，是营养物质积蓄、浪费的结果！

就好比前面我们所说的交通阻塞，物资运输出现障碍，有些地方堆积浪费，有些地方短缺不足，堆积浪费就是上火，就是实证，短缺不足就是虚证。

夏天，如果全国各地大面积种植西瓜，大家都有西瓜吃固然是好事，但西瓜多到吃不完，最终堆积腐烂，就属于生产种植过剩的浪费了，它属于实。但如果种植不是很多，只是因为交通不便，西瓜不能从产地运送到全国其他地方，以致种西瓜的地方吃不完，没种的地方吃不到，那么虽然吃不完的地方也会腐烂、浪费，但从全国来讲，它是虚。

人体上火也分虚实，如果这样来理解，就容易许多。

如果营养过剩，天天吃牛羊肉，吃高热量食物，营养在体内利用不了，储存又来不及，最终以上火的形式释放，这就是实火。如果人体的营养物质因为某种原因，不能被合理利用，一些地方缺乏，一些地方堆积，以上火的形式释放出来，这就是虚火。

实火的病机很简单，火发出来，去掉这些营养物质，身体建立新的平衡，上火自然就好了。虚火的病机较为复杂，根本原因没解决，则不会好转。下面我们通过食物代谢的过程，来分析人体的上火。

第一，人体摄入的食物在胃肠道消化、吸收出现障碍，不能转变成机体能够利用的成分，食物积蓄在肠道，会出现上火症状，主要表现是大便干结、发烧。而此时对于整个人体而言，能量是缺乏的，其原因在于肠道不能将食物进行消化和吸收。

第二，人体摄入的食物虽然可以消化，也可以吸收，但在吸收过程中，不能将营养成分进行转化。比如脾肾阳虚的患者，对食物精微的转运就差很多，不能"化粗为精"，人体无法利用这些"次品"，在体内也会形成上火。

比如糖尿病，胰腺分泌的胰岛素不足，导致人体对糖的利用降低，糖分停留在血液，这些成分积蓄到人体各个脏腑组织中，就容易化火，人体也会出现上火的症状。

第三，脏腑能够"化粗为精"，但运输功能出现障碍，能量不能及时输送到全身，积蓄在局部，也会上火。这种局部能量过剩，多见于外科疾病中的疮疖、丹毒等。

第四，输送功能没有问题，但由于脏腑本身的病变，不能对输送来的营养物质加以利用，积蓄在该脏腑，最终形成上火。比如肝气郁结的患者，其营养物质积蓄在肝脏，既不能加以利用，又不能输送到其他部位，积蓄日久，就会形成脂肪肝，再久则会出现肝硬化，而患者表现出的心烦、脾气急躁等症状，也属于上火的反应。

上述四种情况中，上火的原因就是脏腑功能失调，人体气血运行受阻，能量利用出现障碍，异常堆积而表现为上火。另外除了脏腑本身失调外，外邪入侵，也可能导致脏腑功能减退，出现对营养物质的利用障碍，进而上火，也就是"气有余便是火"。

明白了这些，再来谈上火的治疗方法，就很简单了。

🔥 上火的治疗方法

实火

单纯实火的治疗，要通过清热解毒、通腑泻热等方法，将火泻出去就可以。比如吃些三黄片、牛黄解毒片、黄连上清片等，依据上火的部位，选择合适的药物，就可以起到很好的疗效，同时控制饮食，限制高热量食物的摄入。

虚火

这里的虚，是从人整体来看待，即有的部位上火，有的部位缺火。

①因营养物质吸收障碍导致的虚火。小儿疳积是因为肠道长期有积食，导致吸收功能很差，最终导致五脏六腑营养不良，出现虚损的症状。此类患儿，因肠道郁积化火，食欲反而好，但吃得越多，积食越厉害，吸收也就越差。因此，改善肠道功能，调理脾胃，让身体得到自然恢复，才是处理虚损症状所致上火的问题的关键。

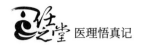

②因营养物质运化障碍导致的虚火。糖尿病患者，食欲较好，肠道也能吸收，但中焦对食物精微的转化出现障碍，也就是"中焦如沤"中的"沤"出现障碍，脾脏不能将肠道输送来的营养物质进行"沤"，不能"化粗为精"。"沤"的过程，其实就是肾阳温暖脾土、脾土升清阳的过程，"沤"没有解决好，那么脾上输于肺的都是浊精，而不是清阳，它不能被肺利用，反而停留在肺，就会出现上焦上火的症状——上消。这些浊精外输到皮肤，容易出现顽固性皮肤病变；输送到其他脏腑，也会因为不能利用而伤害其他脏腑。

有人采用大黄治疗糖尿病周围神经病变，因为大黄消除了积蓄的浊精。明白了这些，不仅仅是大黄，其他很多泻火解毒的药对糖尿病周围神经病变都有效！

但要恢复中焦"沤"的功能，则必须先恢复脾脏的功能，而脾的功能恢复，必须依靠肾阳。我治疗一些糖尿病初期的患者，常常是服用桂附地黄丸；随着病情的加重，会运用真武汤，温肾健脾，恢复中焦"沤"的功能；同时加上生石膏清胃火，胃火不亢盛，人就不会易饥多食，食物精微来源减少，中焦脾"沤"的功能加强，自然体内浊精减少，血糖恢复正常。

③因营养物质输送障碍导致的虚火。外科中疖疮的形成原因便是循环障碍，导致营养物质在局部的输送出现异常，积蓄而发病，看似上火，其实根本原因在于输送出现障碍。对于这类疾病，活血化瘀是很好的办法，输送问题解决了，营养物质不再积蓄，病自然也就好了。对于病情长久的患者，我多是运用补药，补充不足的能量，这样病会好得更快些。古方海浮散（乳香、没药各等量），被誉为"外科回生保命之灵丹"，而黄芪能托毒外出，就是这个道理。

④因营养物质利用障碍导致的虚火。肝气郁结的患者，清泻肝火只能扬汤止沸，而不能釜底抽薪；治疗的根本在于疏肝理气，保持心情舒畅，肝气舒畅了，人体的气血运行就通畅，不积蓄了，肝火自然也就没有了。

⑤外邪入体导致的上火。风热感冒的患者，风热之邪停留在肺，影响了肺的宣发功能，肺中气血郁闭，这时患者会表现出咽喉肿痛的上火症状，治疗不是下火，只需要针对风热之邪，疏风解表，调畅气机，即可获效。

明白了上述这些道理，就知道上火不一定要吃下火药，有时活血化瘀可以起到泻火的作用，有时疏肝理气可以起到泻火的作用，有时滋补肾阴可以下火，有时辛凉解表也可以治疗上火，等等。

治病必求于本！什么是本呢？导致疾病产生的原因才是本，而不是疾病本身。

通过交通阻塞的故事，我联想到了脾虚失运、湿阻中焦、脘腹胀满的患者；联想到了面部气血郁塞，出现斑块的患者；也联想到了因为体内气机不畅而出现各种上火症状的患者。其实这里面都是同一个问题：通道的问题。

通道不畅，就会出现一边是虚证，一边是实证；

通道不畅，就会出现一边是寒证，一边是热证；

通道不畅，就会出现一边是阳证，一边是阴证。

城市交通，就好似城市的血脉，血脉不通，长期瘀阻，城市就如同一潭死水。

人体血脉，也好比城市交通，看到城市交通阻塞带来的许多问题，我们理所应当地想到人体血脉不畅，所带来的将是身体的一潭死水。

如果意识到了人体血脉流畅的重要性，对很多疾病的治疗就会有深刻的体会，促进身体寒热对流，促进身体虚实互补，促进身体阴阳转换，将一潭死水变成一池活水，还有什么解决不了的问题呢。

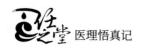

31. 熨衣服的故事

——水是最好的药

某天出门办事，妻子建议我穿西服。可找出来一看，才发现上次干洗后没有挂起来，现在显得皱皱巴巴的。这样穿出门太丢人了，还不如不穿。但妻子说穿西装显得精神，她让我拿到小区干洗店，请人熨一下。以前每次都是她去熨衣服，这次时间不够，我只好自己去了。皱皱巴巴的西装，在蒸汽熨斗下，几分钟就变得平平展展的了，还真像那么回事。看着熨好后挺括的西服，我觉得这里面大有学问。

在回家的路上，我一边想着熨衣服的过程，一边观察路边鲜绿的树叶、光滑的树皮，我的思绪不由得展开来。我清楚地记得去年冬天的时候，这路边的树枝是干枯的，树皮皱皱巴巴的，当时我还以为树已经被冻死了，难道这里面有和熨衣服一样的道理？

夏季天气炎热，空气湿润，树木得到湿润空气的滋养，树皮显得光滑。到了冬季，天气寒冷，空气干燥，树木被寒风吹过，树皮干枯，收缩，显得皱皱巴巴的，这里面难道是水汽的作用？

皱皱巴巴的衣服在湿热的蒸汽下，变得平平展展；干枯的树皮在潮湿的夏天，变得湿润光滑。那么我们人体的皮肤又如何呢？

夏天天气虽然炎热，但我们感到皮肤湿润；到了冬季，虽然时常下点小雨雪，但我们依旧感到皮肤干燥。

天人相应，的确如此啊！

不久后遇到一位患者，表现为皮肤干燥、发硬，小腹部皮肤绷紧如同鼓皮，这导致腹腔内肠道受压迫，患者不停地打嗝，吞咽困难；嘴唇硬化萎缩，说话困难；手指皮肤萎缩硬化，双手指关节僵硬，皮肤发凉。

她在多家医院被诊断为硬皮病，靠服用激素控制，发病3年来，病情逐渐加重。

握着患者发凉的手指，看着她干枯、萎缩的皮肤，就好似看到冬天大自然中干枯的树皮一样，如何让这冰冷干枯的皮肤恢复正常，我陷入了沉思。

《黄帝内经》上说："清阳发腠理，浊阴走五脏。"人体的皮肤濡养需要卫气输布于外，若卫气不足或卫气不能向外输布，则皮肤干燥失养。而卫气的化生需要营阴，阴分不足，则生化无源。营阴化为卫气，又需要阳气的温煦作用，阳气过亢，则蒸烁营阴，导致营阴亏虚，卫气化生不足；阳气过衰，则营阴无以气化，卫气也会不足。

上面这段话可以这样来理解，人体的营阴就好似一锅水，人体的阳气就好似一灶柴火，柴火将水烧开，化为蒸汽。人体的卫气就好似这种带有湿度的气体，能够使皮肤保持湿润。如果柴火烧得过旺，水烧干了，蒸汽自然也就没有了，这时需要加水，才能继续产生蒸汽；如果柴火火力太弱，不能将水烧开，自然也产生不了蒸汽，这时需要补充人体的阳气。

硬皮病很难治，患者病历有厚厚一大本，上面记载了服用药物的过程，大多数中药处方都是以滋阴为主，但效果并不如意，并没有阻止疾病的进展。

想想熨斗熨衣服的场景，想想烧锅炉时的情形，再看看眼前的患者，摸摸患者发凉、干燥、萎缩的双手，治疗思路就慢慢清晰起来。

于是我给患者开出如下处方：

炮附子 10克	白 术 30克	苍 术 10克	干 姜 8克
茯 苓 15克	黄 芪 40克	当 归 15克	白 芍 18克
熟地黄 20克	制首乌 15克	桂 枝 10克	鸡血藤 30克
怀山药 30克	菟丝子 15克	五味子 3克	生甘草 6克

这里面的附子、干姜、桂枝、黄芪均为温性药材，能够补养人体的阳气，就好比烧锅炉的火，加热熨斗的电，其目的是要将体内的水液气化，只有这样，才能濡养皮肤；当归、白芍、熟地黄、制首乌、怀山药，属于补阴的药物，就好似锅炉和熨斗中的水，有水了，火才能起到作用，没有水，就算再大

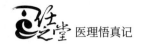

的火也没有用；菟丝子补养肾精；茯苓利湿，这是因为患者体内长期阳气不足，营阴不化，浊阴内存；配以五味子收敛正气，则浊阴可除，正气不伤。

可能有人会疑惑，为什么要用白术与苍术？

脾主运化，人体阳气将营阴气化，通过脾脏徐徐上升，送达于肺，再由肺宣发于肌表。《神农本草经》记载："术味苦温，主风寒湿痹死肌。"说的就是白术、苍术能够健脾，能够培土生金，能够濡养肌肤。

患者服用上述药方后，病情开始好转，皮肤慢慢变温、变软，以前冬季特别怕冷，通过服用这些补养阳气的药物，患者畏寒怕冷症状也明显好转。

我们可以用熨斗将皱皱巴巴的衣服熨得平平整整，我们为什么不能用药物将我们皱皱巴巴的皮肤熨平呢？

临床上经常遇到失眠的患者，看看患者满脸深深浅浅的皱纹，再看看手掌上凌乱的纹路，其实这些纹路就是患者机体在向我们展示病情，提示体内阴液亏虚啊！长期失眠，长期熬夜，伤的首先是人体的阳气，而在伤阳的背后，还伤了阴，因为阴为阳之基。改善患者的睡眠质量，纠正机体的阴阳虚损状况，用不了多久，患者脸上的皱纹和手中凌乱的掌纹，也都会改变。

中医看病，借鉴的是天人相应的思维模式，只有将患者放到大自然这个环境当中，借用这种思维模式，才能解决众多疑难问题。

其实这些在我们平素的养生中也可以体会得到。

北方天气冷，家家户户都会送暖气。在寒冬的夜晚，睡在有暖气的房间人自然会感到很舒服，但往往因为暖气过热，人待在屋子里时间长点，就容易出现咽喉干疼，皮肤也干燥难受。有经验的人会在家里放一个大盆，装上水，这样空气就会湿润不少，人就会感到舒适。道理其实很简单，就是空气中湿度太低的缘故，加上一盆水，在温度较高的环境下，水分蒸发，湿度增加，人就感到舒服了。

当我们感冒发烧，体温上升时，人体水分蒸发过度，也会出现咽干，喉咙疼痛，医生往往会建议患者多喝一点开水，这和在暖气房放水盆是一个道理，就是为了补充水分。

年轻的时候，人体阴阳二气不衰，气化作用正常，皮肤就会很光滑，红润。随着岁月的流逝，当男性超过 40 岁，女性超过 35 岁，体内的阳气便开始衰退。

《黄帝内经》说："女子……五七阳明脉衰，面始焦，发始堕，六七三阳脉衰于上，面皆焦，发始白……丈夫五八肾气衰，发堕齿槁，六八阳气衰竭于上，面焦，发鬓颁白。"

从这段话中我们可以看到，当我们身体机能日渐衰退，皮肤日渐粗糙，行动日渐迟缓的时候，就应该想到这是人体阴阳二气衰退的结果。适当地补充人体亏损的阳气与阴分，就可以延缓衰老，充满活力。平素有皮肤干燥、面色发黄、头晕心悸、心烦失眠等症状的人，可考虑适当服用阿胶等补血补阴之品，以补血滋阴；而有形寒肢冷、手足不温、便溏泄泻等阳虚症状的人，可考虑适当多吃些牛羊肉等温性食物，也可以服用附子理中丸、桂附地黄丸等补阳药物。

人不可能永葆青春，但只要我们明白了阴阳二气的重要性，需要养阴的时候，结合自己的身体状况，适当养阴；需要养阳的时候，也结合自身的实际状况，补养阳气，这样，身体就能处于一种相对平衡的状态，就能健康长寿。

《黄帝内经》所云，法于阴阳，即是此意！生活中的许多事情，在我们身体上都可以找到相关的情形，感悟生活就是感悟医理。

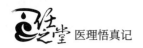

32. 读围魏救赵有感

——换个思路，疾病痊愈

公元前354年，魏国军队围赵国都城邯郸，双方战守年余，赵衰魏疲。这时，齐国应赵国的求救，派田忌为将，孙膑为军师，率兵八万救赵。攻击方向选在哪里？起初，田忌准备直趋邯郸。但孙膑认为，要解开纷乱的丝线，不能用手强拉硬扯，要拉架，不能直接参与去打。派兵解围，要避实就虚，击中要害。他向田忌建议说，现在魏国精锐部队都集中在赵国，内部空虚，我们如带兵向魏国的都城大梁猛插进去，占据它的交通要道，袭击它空虚的地方，向魏国的国都大梁进军，它必然放下赵国回师自救，齐军乘其疲惫，在预先选好的作战地区桂陵迎敌于归途，魏军大败，赵国之围遂解。孙膑用围攻魏国的办法来解救赵国的危困，这在我国历史上是一个很有名的战例，被后来的军事家们列为三十六计中的重要一计。

读这段历史，在欣赏古人智慧的同时，如果将历史故事与自身的工作结合起来，就会更有意义。作为一名临床医生，我想得最多的自然就是临床工作了，围魏救赵之计谋，在临床上可以运用吗？

🔥 从肾治心，围"水"治"火"

临床中我发现，很多肾阳虚衰的患者，因为肾阳虚，肾水无以温化，体内水湿化为饮邪，进一步伤及人体阳气。人体心脏主火，而水能克火，当饮邪上犯扰心，就会出现心火衰微，心阳不振的情况，患者就会表现为胸中憋闷、疼痛、心律不齐、遇寒加重，这样的患者西医常常诊断为冠心病，中医称为胸痹证，脉象上会显示为"阳微阴弦"，也就是左手寸部脉象微弱，关尺脉象为弦紧。

中医治疗这样的患者时大多从心入手，温通心脉，振奋心阳，效果也很好，但因为阴寒之邪并非一时半会能够散尽，病情往往有反复。如果我们除了从心入手，直接对抗阴寒之邪外，试着考虑从另外一个角度入手，控制阴邪的来源问题，围魏救赵，这样起效会更快捷。

大家来看这样一个病例。患者陈某，男，60岁，半年来，胸闷胸痛伴心悸，时轻时重，严重时觉得胸中憋闷，呼吸困难，口唇发绀。伴腰部酸胀，夜尿频多，有大量白色稀痰。在医院被诊断为冠心病，长期服用复方丹参片、速效救心丸、肠溶阿司匹林、倍他乐克等药物。3天前因为受凉，心悸、胸闷、胸痛加重，服用速效救心丸后稍稍缓解。因不愿意住院治疗，寻求中医诊治。舌苔薄白而滑，寸脉微弱，关尺弦紧。

这是典型的胸痹证，寒痰冷饮，壅塞胸中，心阳衰微，寒水与心火长相争战，心火慢慢转弱，振奋心阳为当务之急。

然而寒痰冷饮的形成，起源于肾。患者肾阳虚衰，水饮无以温化，食物精微不被转化利用，反而化为痰湿，壅塞于内。收摄肾水，增强肾的封藏能力，减少痰饮上犯，才是重中之重。

于是我给患者开了如下处方：

| 全瓜蒌 30克 | 薤 白 20克 | 桂 枝 15克 | 丹 参 30克 |
| 生牡蛎 20克 | 泽 泻 10克 | | |

患者服用一剂后，胸闷胸痛大为缓解，前后服用10余天，不适之症消失，半年来没有服用任何西药，胸闷也没再发作。

上面的方子并不是我独创的，它是用瓜蒌薤白桂枝汤加减出来的，用丹参养血养心、活血通脉，很容易理解，用泽泻利湿去饮，也可以理解，为什么要用生牡蛎呢？生牡蛎难道可以强心？

处方中的生牡蛎，就是从肾入手，增强肾的封藏能力，生牡蛎将体内的痰湿冷饮，向下收摄，然后通过泽泻利湿，将饮邪排出体外。

肾脏主水，心脏主火，水能克火。当肾水克制心火太过，出现水乘火的情况，也就是五行中的相乘，治疗就需要补充心火，这是最简单也是最直接的思路，但如果我们换一种思维，从肾入手，从水入手，就好比围魏救赵，将水

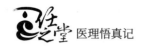

邪通过肾的封藏，排出体外，就能收到事半功倍的效果。

有些患者晚上经常做噩梦，梦到已经过世的人，睡觉姿势喜欢趴着，这是心脏阳气不足所致。对于这样的患者，使用桂枝、丹参、生牡蛎、黑豆，就可以解决问题。补心火、养心血、摄肾水、利水湿，协同作用，水去则火旺，对于同时伴有心气不足的患者，就需要加些人参了，这样效果会更好。

深入学习过中医的人，就会疑惑：收摄肾水，取的是收摄之性，而利湿去饮，取的是通利之性，这收摄与通利本身就是矛盾的，如何保证收摄的时候不影响通利，通利的时候不影响收摄呢？

其实，这就是我选择生牡蛎的原因，生牡蛎能够在收敛过程中，封藏正气而不封藏邪气，这样一来，通利的药物通利的正好是病邪，而不是人体精微物质，借用中医理论中的话来讲，那就是"祛邪而不伤正""关门而不留寇"，这是生牡蛎的偏性。

除了生牡蛎，还有没有其他药物也具有类似的功效呢？

请看看六味地黄丸，它是治疗肾阴虚的药物，为什么要用泽泻和山萸肉呢？泽泻能够利湿伤阴，山萸肉味酸收敛，能够收敛正气，两者一利一收，浊去精存，与上面的生牡蛎配泽泻是一个道理。

明白了上述这些道理，再来看看桂枝加龙骨牡蛎汤，就会明白这个经典方中的配伍，其实是取牡蛎收摄肾水之性，围魏救赵，增强桂枝的温阳之力啊！

🦪 从肺治肝，围"金"治"木"

五行相克太过会导致疾病在人体转变，针对受克制的一方进行治疗，只算是治标，针对亢盛的一方进行治疗，才算是治本。

生活中很多人喜欢熬夜，这无形中伤及体内的肾阴，导致虚火上炎，再加上喜欢吃辛辣之物，虚火上逆更重，同时辛辣食物还容易加重肺火。一方面肾阴亏耗，水不养木，肝脏失养，肝火亢盛；另一方面肺金过亢，克制肝木太过，影响肝气的舒畅和条达，导致肝气郁结化火。这样的患者在治疗时，通过补养肾水，运用滋肾养肝之法，虽然也能有效，但亢盛的肺金得不到疏泻，病情依然会反复发作。金克木太过，扶木的同时，采用泻金的办法，就能收到很好的疗效。这也是围魏救赵之意。

这样的患者其实很多，一方面会因肺胃之气上逆，表现为咽喉不适，严重者长期咽喉干燥；肺气宣发太过，头皮屑还会变多；肺火亢盛，毛发失养，掉头发越来越厉害；肺与大肠相表里，严重者容易便秘，甚至痔疮出血。

另一方面，肺金敛降失司，肺为水之上源，敛降不足，肾水来源匮乏，患者会肾阴虚，表现为腰膝酸软，容易疲劳，潮热盗汗，五心烦热，小便黄，大便干。女性患者则表现为月经量少，心情烦躁。

另外肺金亢盛，克制肝木太过，容易出现"金乘木"，患者肝气受到克制，疏泄失司，容易形成肝气郁结化火的格局，肝气郁结化火之后，会伤及肾水，子盗母气，进一步加重肾阴亏虚。

看似简单的虚火上逆，肺胃之气上冲，最终因五行之相生相克，导致各个脏腑均受牵连，治肝别忘治肺。围魏救赵，声东击西，在中医治病用药过程中，显得非常重要。

给大家推荐一个方子，用于治疗上述患者：

玄　参 20克	虎　杖 15克	乌　梅 15克	薄　荷 10克
生甘草 10克			

此方看似平常，却能治疗很多因"金克木"所致的疾病。具体包括哪些呢？凡是表现为口苦，咽干，心烦，抑郁，女性经期乳房肿痛，齿痕舌，脉象右寸浮实、左关郁滞的，都属于这个范畴。

方中玄参滋养肝肾之阴，虎杖清肝胆郁火；乌梅味酸，能补肝气，其性收敛，能敛肺金，增强肺的敛降功能，起到金生水的目的；薄荷疏肝解郁，如同春风拂柳；甘草调和药性。

药虽五味，却从肝肺立法，对于虚火上炎导致金克木太过所引起的各种病症，都有很好的调理作用。

🔥 相乘致疾，各有法度

五行相克太过，就叫"相乘"，前面谈到了水乘火、金乘木，还有木乘土、土乘水、火乘金，都是相乘。

木乘土，其中木为肝，土为脾胃。临床上很多慢性乙肝的患者，表现为脾胃虚弱，不思饮食，调理脾胃自然是显而易见的事情，但治脾还需调肝，"救赵"还需"围魏"，肝郁得不到治疗，单从脾胃入手，无异于舍本逐末。慢性乙肝所致的脾虚如此，很多其他的脾虚患者也是如此。

临床上小儿患者，经常脾胃虚弱，不思饮食，烦躁好动，喜食冷饮，切脉时就会发现患儿左关实而有力，右关虚而无力，这就是肝木克脾土太过，形成木乘土，这是为什么呢？因为小儿肝常有余，脾常不足，所以健脾的同时，需要疏肝，从肝治脾，才能较快起效。

土乘水、火乘金在临床上也很常见，按照围魏救赵的思路，我们可以这样来归纳：

水乘火的治疗思路是围水救火，即"围"肾"救"心。

火乘金的治疗思路是围火救金，即"围"心"救"肺。

金乘木的治疗思路是围金救木，即"围"肺"救"肝。

木乘土的治疗思路是围木救土，即"围"肝"救"脾。

土乘水的治疗思路是围土救水，即"围"脾"救"肾。

这里的"围"可以理解为攻的意思，落实到治疗方法上，可以理解为泻法；这里的"救"可以理解为补的意思，落实到治疗方法上，可以理解为补法。

33. 晒太阳的故事

——如皋人的长寿良方

太爷的身体不是很好，容易咳嗽，每年冬天，太爷总喜欢拉上我一起晒太阳。

晒太阳也是很有讲究的，搬把椅子，找一个避风暖和的地方，背对太阳而坐，让太阳烤着脊背。太爷一边抽着旱烟，一边讲着故事，而我则蹲在一旁，一边听故事，一边写作业，或者看书。当太阳将脊背烤得热烘烘的时候，太爷的咳嗽就会好转，我也感到非常舒服。长大后离开了老家，离开了家人，也离开了曾经晒太阳的小院子，独自在外奔波，繁忙的工作，生活的压力让晒太阳成了奢侈的事情。

🔥 后背热了，咳嗽好了

去年冬天，妻子感冒咳嗽，吃了三四剂中药，病情有所好转，但总是不能好彻底，时不时还要咳嗽两声。我想起小时候晒太阳的情形，要是能晒一个下午的太阳，妻子的咳嗽肯定能好，可是城市里要找到一个安静、避风、能晒着太阳的地方，还真不好找，该怎么办呢？

晚上睡觉前，我将电热毯铺上，提前打开，让它烧上一个小时，然后再睡觉，我希望电热毯也能像太阳一样，让妻子的背部暖和起来。

情况正如我所预料的那样，妻子在温暖的电热毯上睡着后，一整夜没有咳嗽，第二天也没有咳嗽，咳嗽不断尾的毛病，就这样给治好了。

想着这次前前后后的治疗经过，我不得不佩服农村老人在养生方面的妙招。晒晒太阳也能治病！

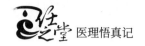
暖背补阳气

为了进一步了解晒太阳烤背的好处，我上网查阅相关资料，没想到还真有许多这样的实践者。

江苏省如皋市是中国著名的长寿之乡，当地流传着一句民谚："不到如皋不知自己年龄小。"截至 2007年底，人口百万的江苏如皋，95岁以上的老人共 705名，其中百岁老人有 102名，远超全国平均水平。

他们长寿的秘诀很多，其中，冬天多晒背让老人受益匪浅。

如皋人喜爱通过晒太阳来预防疾病，与众不同的是，他们晒太阳的重点是晒背，让充足的阳气赶走盘踞在背部的阴气，身体一年四季都感到暖意融融。

中医认为，背为阳中之阳，如果背部受冷，则风寒之邪极易通过背部经络入侵，伤及阳气而致病，年老体弱或久病虚损之人就容易旧病复发，加重病情。

正常的脏腑功能都靠阳气来支持，阳气充盈，身体就能抵御疾病的侵入。聪明的如皋人就是通过太阳这一免费补药来改善阳虚体质、增强机体免疫力的。

背部由脊柱和支撑它的肌肉组成，多数背痛是因为工作过度、肌肉活动太少、背部受凉、血管收缩、肌肉有关软组织拉伤所致。所以，除了晒太阳外，还要注意背部保暖。不单是老年人，特别是那些久坐办公室的人更要注意背部保温，比如冬天穿一件羽绒背心、皮背心，常用暖气烤烤，对暖背大有好处。

小孩子也需要暖背

临床上经常遇到受凉咳嗽的小孩，咳嗽以干咳为主。这样的患儿有一个共同特点，就是喜欢活动，一刻也坐不住，每次活动后必然大汗淋漓，背部衣服也会被汗浸湿，当小家伙安静下来的时候，发凉、潮湿的衣服贴在后背上，当天就会得病。

这样的病情，如果采用静脉滴注抗生素治疗，冰冷的药水通过血管进入患儿体内，咳嗽立即加重，有的患儿打完点滴后，马上就流清鼻涕，医生及家属则认为是感冒了，然后开始服用感冒药，收缩鼻黏膜，抑制流鼻涕。

活动出汗→背心受凉→肺受寒咳嗽→静脉滴注抗生素治疗→出现感冒症状→服用感冒药对抗性治疗→病情缓解、阳气受损、体质下降。

一次又一次地循环往复，就好像一个旋涡，每循环一次，孩子的体质就下降一次，有的孩子变得弱不禁风，稍稍有点风吹草动，就感冒咳嗽。

其实这都是体内阳气不足的结果，与其天天给孩子打吊瓶，还不如让他晒晒太阳，烤烤背心。据说国民党元老之一的吴稚晖，幼年体弱，无法上学，只能在家。他每天跑到山上，或躺或趴在一块大石头上，赤裸着全身看书，太阳晒在身上暖洋洋的，村里人屡次说他也不改。谁想到长大以后，健壮如牛，居然成了出了名的长寿者。

城市里能好好晒太阳的地方不多，当遇到这样的患儿时，我会建议家长弄个暖水袋，焐在孩子的背心，背心暖和了，咳嗽自然就好多了。

平时小孩子喜欢玩耍，在内衣的背部，用别针别上一块干毛巾，等小孩玩得出汗后，将湿毛巾抽出来，避免汗水浸湿衣服，湿衣服贴在背心引起咳嗽。

🔥 暖背暖的是心

为什么受寒后容易咳嗽呢？

《难经》云："形寒饮冷则伤肺。"这里面包含两层意思：第一，形寒伤肺，也就是身体受凉，容易伤及肺脏；第二，饮冷伤肺，也就是说饮食寒凉，也容易伤肺。

因此对于体质较差，经常感冒咳嗽的人而言，保健要从两个方面入手，既不要受凉，注意保暖，同时也避免饮冷过度，多吃温性的食物。

有人或许会问，为什么肺容易受寒邪所伤？是否存在正气不足？肺之阳气从何而来？

肺就好比地球上的大气层，而心脏就好比太阳。太阳辐射大量的热量，能使大气温度升高，变得暖和。

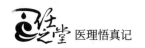

在人体，心脏火力旺盛，肺中阳气就会充足，抵抗力就会强，如果心火衰微，肺中阴寒之气就会增加，这样体质的人，如果再稍稍受凉，立即就会咳嗽。

前一段时间，天气变冷，连续几个老奶奶咳嗽，在卫生所打吊瓶，治疗一周未能好转，特别是晚上咳嗽厉害，彻夜难以入睡，最后病情加重，有的患者咳嗽时伴小便忍不住，尿湿裤子，每天要换多次内裤，苦不堪言。

于是我建议患者将背靠在家里的暖气片上，烤烤背心，背心暖和了，咳嗽就会大为好转。患者依法照办，吃了两剂中药，烤了几次背心，咳嗽就好了。

去年秋天，也有一位阿姨因为久咳不愈找到我，说自己的背部感到冰冷。让她服用中药治疗的同时，我建议她在背心贴上一张辣椒风湿膏，该膏药贴上后会发热，患者背寒得到缓解，咳嗽也就好转了。

补充背部阳气，散肺中阴寒，许多咳嗽都会得到缓解。明白了这些，再想想冬病夏治，其实道理很简单，就是补充体内的阳气，散体内的寒痰。

心脏主火，心火衰微的人，就容易咳嗽，看看年老体弱的人，当心火衰微之后，没有谁不是经常咳嗽气喘的。

在前面的章节里，我讲到过用肉桂粥来补火散寒，温通心脉，这一章讲到晒太阳、焐暖水袋、贴辣椒风湿膏、烤暖气片，这些都是术的层面，理想通了，方法很多，治疗起来就好办了。

对于因受寒而咳嗽的患者，我也经常建议他们用大蒜四五瓣，拍碎后加上红糖，泡茶喝，效果也很好。我曾经治疗因心脏不好，长期咳喘的患者，运用瓜蒌薤白白酒汤，一剂见效，三五剂后，患者心脏舒服多了，咳嗽咳痰也好了很多。

从心入手，不治肺而治肺；从散寒入手，不治咳而治咳！

🔥 火力不足的人，吃喝要注意

体内火力不足的患者，在饮食上要多吃温性的食物，尽量避免凉性的食物，有些人总认为吃水果有好处，却不知很多寒性的水果对人的伤害远远超过对人的补益作用。

其实吃东西是很有讲究的。

西瓜、甜瓜、梨、柑、橙、苹果、西瓜、甘蔗、香蕉、柿子、荸荠等，属于寒凉性质的水果，阳气不足的人不适宜食用。

我曾给一个反复停食的小孩看病，孩子鼻根部青筋暴露，指纹呈现青色，舌根发白，我告知其父母，孩子肠道有寒，吃了生冷食物后容易停滞，出现消化不良，所以我建议他们平时不要给孩子买水果、冷饮之类的食物。否则，那是花钱买罪受，得不偿失。

小孩父亲反而一副不屑一顾的神情："不吃水果，营养怎么能够呢？小家伙正在长身体，不吃体质更差！"

结果一周后，因吃了一小碗西瓜，咳嗽加重，抗感染治疗3天无效，再次过来要求中医治疗，患者家属一边描述病情，一边说："没想到这么灵验，才吃了一小碗西瓜，整整咳了一晚上！"

下雪的冬天给小孩吃西瓜，无异于吃毒药，那不是提供营养，而是毒害身体。

小儿虽然为纯阳之体，体内火力旺盛，但那是相对而言的。就好比一根火柴棍，它全力燃烧，虽然火焰旺盛，但火终究是微弱的，经不起大风大寒！小树苗虽然生机蓬勃，在春暖花开的季节，能够发芽吐蕊，生长茂盛，但它的生命力也是脆弱的，几场大雪、几场大寒就极容易将其冻死。

我曾经给上述孩子的父母算过一笔账。如果你的体重是 70千克，你小孩的体重是 10千克，那你的体重是孩子的 7倍。这就意味着你吃 1支冰棍，相当于孩子一次吃 7支。一次吃 7支冰棍，你能舒服吗？就算偶尔一次没有问题，那让你一天吃两三次，你能受得了吗？

千万别小看给孩子吃凉性的食物，类似每天两支冰棍、两根香蕉，它们对孩子健康的影响是十分巨大的。

是不是心火旺盛，肺中阳气充足，抵抗力一定就强呢？这也不一定，还要看肺气足不足，肺气不足，抵抗力也是很差的。

为了说明这个问题，我们来看下一个故事：驱蚊子的故事。

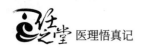

34. 驱蚊子的故事

——增强抵抗力，病邪进不来

"换窗纱啰！"每当推着自行车吆喝着换窗纱的人从楼下经过，我就想起去年换窗纱的情形。

去年夏天，厨房的窗纱破了，妻子对我说了几次，让我找人来换窗纱。可是换窗纱太麻烦，而且我也觉得那薄薄的一层纱，似乎起不到多大作用，就懒得去换。

没过几天，家里有蚊子了，整个晚上嗡嗡直叫，很闹心。情急之中，我买回杀蚊剂，干净利落，一下子就消灭掉了。我还笑着对妻子说，还是打药厉害！

可是没过两天，家里又有蚊子了，妻子说是窗纱没安的原因，而我总不以为然，继续用我的杀蚊剂，来一只消灭一只。快立秋了，一瓶枪手也用完了，但每天家里总能看到一两只蚊子，那种嗡嗡的声音，好像是对我的一种嘲弄，况且秋后的蚊子更加厉害，叮上一口，几天都不舒服。

我不想再坚持我的观点了，正好楼下有换窗纱的师傅，于是我就请他帮我换。师傅手艺纯熟，破了的窗纱很快就弄好了。

刚立秋，蚊子虽然很多，但换上窗纱后，家里就再也看不到蚊子了！一层薄薄的窗纱，将蚊子隔离，想起小时家里的蚊帐，不也是一个道理吗。

🍶 等生病了再吃药，不如想办法让身体不得病

凡事总爱琢磨个道理的我，经历这次换窗纱的事情后，久久不能释怀。直到一天，当我在治疗一位抵抗力差，反复受凉的患者时，突然想通了一个道理。

那是一个 5 岁的小女孩，最近 6 个月以来，稍一受凉立刻就咳嗽、流鼻涕，抗生素治疗后可缓解，但停药后，只要再受凉，仍会发作。如此循环往复，间断性地治疗了 6 个月，医院告知，孩子是免疫力低下，建议中医治疗。一周前孩子早起时稍稍受凉，病情加重，不仅咳嗽、流鼻涕，还伴有晚上睡觉时烦躁，大便黏腻不爽，一天五六次。齿痕舌，薄黄苔，双侧脉象下陷之势明显。

从脉象来看，这个孩子是肝郁脾虚。人体清阳不升，脾虚土不生金，肺气来源不足，卫气不能输布于体表，体表没有卫气的防御；肝气不升，心血来源不足，心阳缺少心阴作基础，阳气化生不足，所以抵抗力差。

如果我们将疾病的产生与驱蚊子的故事结合起来，就会加深对人体疾病的理解。

在人体有一种气，能够起到保护机体的作用，中医称为卫气。卫者，保卫之意。白天，卫气运行于肌表，能够保卫人体，避免外邪的入侵，起到防御作用。夜晚，卫气进入脏腑，保卫我们的五脏六腑。

前面故事中的蚊子，就好比外邪，如风邪、寒邪、湿邪；窗纱就好比人体的卫气，而房子就好比我们人体。没有窗纱的保护，屋外的蚊子、苍蝇等就容易进入屋内；同样没有卫气的护体，人也就容易外感。杀虫剂就好比驱邪治病的药物，杀虫剂能杀死蚊子，药物可以消散进入人体的外邪。

明白了这些道理，再来看看上面这个案例，治疗起来思路就很清晰了。

我给患者开了如下处方：

黄　芪 20克	白　术 10克	防　风 10克	桂　枝 10克
炙麻黄 5克	杏　仁 6克	生麦芽 10克	当　归 8克
薏苡仁 15克	炙甘草 6克		

孩子服用一周后，症状明显好转。我把处方稍作调整，让她再服用 10 余剂，体质明显增强，感冒咳嗽也很少犯了。

将生活中的小事与我们的身体结合起来，从自然界中感受养生之道，治病之道，临床上治疗疾病，思路就会开阔不少。

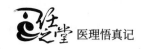

孩子经常感冒，流清鼻涕，咳嗽，几乎天天服药、打针，稍稍不注意，仍然又会得病，弄得家长焦头烂额。其实，这就好比没安窗纱的房子一样，屋里的蚊子肯定是灭不干净的，当务之急，是安窗纱。对于小孩而言，就是提高抵抗力。

抵抗力从何而来？补充卫气，卫气充足了，护表力强了，就不会再反复感冒了。

🍶 为什么孩子的抵抗力不如大人

孩子如同初生的嫩苗，生长力旺盛，就好像春天一样，万物初生，生机旺盛。

一年四季，春夏秋冬，对应的五行为木火金水，与人体的脏腑相对应，就是肝心肺肾；对应于人，就是儿童、青年、中年、老年。春季属木，小儿也属木。木的特点是喜条达，春天的树木生机勃勃，小儿也是生机旺盛。

四季	五行	脏腑	对应于人
春	木	肝	儿童
夏	火	心	青年
秋	金	肺	中年
冬	水	肾	老年

人体肝属木，小儿的肝脏，就如同木中之木，相对于成人而言，功能更加强盛。因此明代医家万全在《幼科发挥》中指出"小儿肝常有余，脾常不足"，朱丹溪在《金匮钩玄》中也指出"气有余便是火"。所以小儿经常会出现肝火重，脾虚的病机。

脾虚之后会导致什么呢？前面讲过五行是相生的，木生火、火生土、土生金、金生水、水生木。脾属土。

脾虚之后，则土生金的功能就会减弱，脾虚的直接后果是肺虚，肺气不足。脾为母脏，肺为子脏，脾虚导致肺气不足，这是典型的"母病及子"。

脾虚之后，除了表现为肺气不足，还会表现为上气不足，患者会感到头昏、气短。脾主四肢，脾虚之后，还会伴随有四肢乏力。

脾虚导致肺气不足的治疗中，最经典的处方莫过于玉屏风散。它的组成是防风、黄芪、白术。

黄芪能补益脾肺之气，益气固表止汗，白术补气健脾，佐以防风走表而散风邪，合黄芪、白术以益气祛邪。且黄芪得防风，固表而不致留邪；防风得黄芪，祛邪而不伤正，有补中寓疏，散中寓补之意。黄芪配白术，健脾益气，培补中焦，脾虚得补，肺气来源充足，从根本上解决肺气不足的问题。

在前面一章，我谈到咳嗽的小孩很多爱活动，稍稍运动之后，大汗淋漓。其实这就是肺气不足，表虚自汗所致。对于这样的小孩，在治疗选药上，黄芪是必不可少的。健脾益肺，才能增强肌表的护卫之力。古人言"正气内存，邪不可干"，就是这个意思。

上一章讲到了阳气，谈到了心火；这一章谈到了肺气，谈到了护表的卫气。其实人体肺的抵抗力，主要就体现在这两个方面，这两个方面得到了改善，感冒就不会再频繁出现了。

🔥 治疗风湿、老寒腿，保暖、补正气为先

扶正，提高正气，这是治疗许多慢性病的思路之一，它不仅仅用在治疗感冒上，在人体的其他疾病治疗过程中也适用。

去年一个老病号过来找我聊天，闲谈中谈到他的老寒腿，我询问他现在情况怎么样了。

老爷子说："这病要彻底治好很难，但要它不发作倒是容易！我自己就找到一个良方，从入秋开始，每天戴护膝，戴到春暖花开的时节，我坚持两年了，这几年膝关节再也没有痛过！"

"效果真这么好？"我问道。

"我这老寒腿有10多年了，吃药无数。吃药当时好些，没过几天照旧。我反复琢磨这其中的道理。这老寒腿不就是怕冷吗？我让它冷不着就是了，于是入秋后，天气稍冷我就开始戴护膝，别说，还真管用，坚持了两年，现在仍然戴，以前我这腿就是天气预报，现在预报天气不灵了！平时也不痛了！依我看，这老寒腿的关键问题还是抵抗力差，戴上护膝，增加一层保护，就好了。"老爷子很有心得地谈论着。

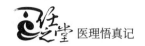

当天晚上，我失眠了，一直想一个问题，为什么农村将风湿称为死不了的癌症？为什么许多患者服用那么多治疗风湿的药都不能彻底治愈？为什么一个护膝，加上注意保养，效果比吃药还好？护膝不就是提供了一个保护层，难道风湿患者就是缺少这种保护层，风邪湿邪驱散后容易再次进入人体？

这种保护层应该属于中医卫气的范畴，难道补充气血，让人体卫气充足，就可以治疗风湿？

后来在治疗风湿的时候，我除了运用常规散寒、祛风、活血、通络、止痛等方法，还用上黄芪、当归、防风、白术等来提高正气，患者服用后病情好转很快，调理阶段就直接以扶正为主，这样风湿复发的机会就少了很多。

是啊！中药治疗风湿，除了祛风除湿，更重要的是给患者"戴个护膝"，即补充卫气，这样风寒湿邪就不会去而复返，患者的病情才能彻底好转！

卫气不足，经常感冒，需要补充阳气，提高抵抗力来治疗；膝关节疼痛，老寒腿，需要保暖，也需要提高抵抗力。

人体所有虚损疾病的治疗，其实都是一个道理——保护阳气。

当肠道有寒时，人只要稍稍进食生冷食物，就容易出现腹痛腹泻，远离寒凉食品，其实就是保护肠道的阳气；服用温性的药物，就是给肠道"戴护膝"。

许多人头部稍稍受凉，就开始鼻塞，不通气，或者不断地打喷嚏，其实就是头部的阳气不足，戴个帽子，保护头部或者服用补养头部阳气的药物，就是扶正，这与老寒腿戴护膝是一个道理。

当我们明白这个道理之后，对于很多久治不愈或容易反复发作的疾病，就多了一些认识，因为，我们需要做的，不仅仅是杀死进入屋子的蚊子，更重要的是及时更换窗纱。

35. 大扫除的故事

——身体需要除旧布新

每年过春节前的腊月里，在老家总要抽上几天做清洁，旮旮旯旯里的脏东西，都要清理一遍，擦擦洗洗，里里外外收拾得干干净净，准备迎新年。

辞旧迎新，可真是落实得实实在在。

有年回家，正好赶上家里在大扫除，我承担了打扫屋外禾场的任务。任务不多，因为禾场平时经常清扫，但要做细，边边角角的都要彻底清扫。几个小时过去了，成绩也出来了，看着清清爽爽的禾场，心里特高兴。

正准备收工休息的时候，村里一位老爷子找上门来，说前一段时间手被刀切了一下，天天吃消炎药，但大半个月了都没长好，请我帮忙看看。

我自然先打开纱布看看伤口，伤口局部已经感染了，有黄色的脓液，看起来不好好清创是不行的。

于是我用 30 克黄连，煮了一碗水，用纱布蘸黄连水，小心翼翼地清洗伤口。

老爷子在一旁开玩笑地说，刚搞完大扫除，除旧迎新准备过年，你这清创也算是除旧迎新啊！

我笑着说："旧的不去，新的不来，该除旧还真得除旧。"

彻彻底底地清洗干净伤口，然后上了一些消炎的药粉就包扎起来。

3天后，老爷子又来换药。我揭开纱布，看到伤口创面比较干燥，局部没有渗液，创面上新鲜肉芽已经生长了。老爷子感慨道："我在家里也上了几次药，都没见效，你这一家伙就整住了！看来清洗是关键啊！"

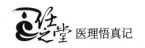

除旧布新这是一句老话了，我们都听过。但很多时候，我们迎新之前，却忘了先辞旧。

治疗胃肠疾病，先泻后补

在临床上，慢性肠炎的患者很多，患者每日大便三四次，不成形，稍稍受凉就腹痛腹泻，进食辛辣之物也会腹痛腹泻。这样的患者治疗时，就需要除旧布新。先用通泻的药物，将肠道内壁的有害物质清理干净，就好比清洗感染的伤口一样，旧的除去了，新的才能够化生，肠道功能才能修复到正常状态。如果只是单纯止泻，可能用药期间症状会稍有缓解，但是一旦停药，不久又会复发。

一位女性患者，38岁，3年来，每天大便四五次，小腹隐隐作痛，大便黏腻，好像浓鼻涕，受凉和吃了生冷的食物后，病情立即加重，在当地医院诊断为慢性溃疡性结肠炎，通过服用抗生素，配合灌肠治疗，病情好转，一个月前因为受凉病情加重，肚子一阵一阵地疼，总想大便，但拉出来的都是稀便，同时伴有气短，四肢乏力，稍稍活动就心悸的症状。齿痕舌，舌苔黄腻，舌根略白，右寸浮取无脉，右关尺郁涩，左关郁涩如豆。

按她的病情来分析，应该是肝郁脾虚，肠道湿热郁滞，大肠经气不畅。治疗当分两步，首先去腐，清理肠道湿热郁毒，其次生肌疗疮，修复肠壁。

我开的方子是芍药汤加减：

芍　药 10克	柴　胡 10克	当　归 10克	黄　连 4克
槟　榔 10克	木　香 10克	炙甘草 8克	大黄炭 8克
黄　芩 10克	艾　叶 5克	红　藤 10克	苦　参 5克

共5剂，每天服一剂，连服5天。

患者服用后，放屁不止，解出许多黏腻大便，腹痛缓解。随后我调整处方，以白术、苍术、柴胡、龙眼肉、当归、艾叶、金银花、黄芪、红藤、广三七等配伍，疏肝健脾，益气活血，生肌疗疮。

方中白术、苍术健脾燥湿，升发清阳；柴胡、当归疏肝解郁；龙眼肉补益脾胃，又善治肠风下血，修补肠壁；黄芪益气托毒；金银花、红藤清热解毒；三七化腐生肌；最后再加一味艾叶，温经通脉，散肠道之寒，加速肠道内壁的修复。上面的方子加减服用月余，所有不适之症消失，一年后随访，询问病情，得知没有复发。

在这个病例的治疗中，其实我运用的就是除旧布新的指导思想，先除去肠道中的毒素，再修复受损的肠黏膜，分步实施，有攻有守，最终才能取得全局的胜利。

临床上有一类患者，食用辛辣食物后，容易腹泻。他们肠道内多有热毒，所以服用辛辣后，热毒加重，腹泻其实是人体正常的代偿机制，是机体的一种正常的保护性反应，是排除体内热毒的一种方式。患者不懂其中的道理，看见腹泻，立即想到吃止泻的药物，结果服用止泻的药物后，腹泻控制住了，人反而感到不舒服。这是因为热毒被关在了肠道里面，正所谓关门留寇，其实患者只要吃点三黄片，将体内的热毒除去，机体就会达到新的平衡，自然也就不会腹泻了。这也是机体通过腹泻来"除旧"，为肠道"迎新"做准备啊！所以三黄片虽然是通便之药，用在此处也能达到止泻目的，关键在于想通其中的道理。

🕯 治病也讲究先抑后扬

长期感冒的患者，稍稍受寒，立即鼻塞流涕，这类患者我们往往考虑到体虚，而进行扶正，其实仔细探究一下，他们体内或多或少均存在一定的外邪，治疗时扶正是必需的，但若能先散体内的外邪，条畅人体气机，然后再运用扶正的药物，恢复人体的正气，效果可能更为显著。这不也是除旧布新吗？

体虚感冒的治疗如此，肾虚的治疗也是如此啊！看看六味地黄丸的配方，三补三泻，补中有泻，泻中有补，体现的其实就是去浊存精，除旧布新的思路。

临床上治疗疾病时我们很容易想到针对病邪进行治疗，单刀直入。须知很多慢性病的治疗，以退为进才是妙法，从相反方向入手，需要泻的疾病，先补后泻；需要补的疾病，先泻后补；需要升的时候先降，需要降的时候先升；概括起来，也就是"欲阳而先阴，欲阴而先阳"。

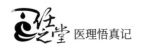

有句俗话叫"磨刀不误砍柴工"，如果我们搬到这里来，借用除旧布新的思想，其实讲的是一个道理。开车的人都知道，车要调头转弯，先退几步，给车留出较大的空间，再调头才能轻松自如。

我们要给疾病调头，也得给疾病一定的空间啊。

生活中很多事情就是这样，看似在退步，其实在前进。

前一段时间有位做生意的老板过来找我看病，他的生意做得很不错，资产过亿，但我关心的不是他的生意和资产，而是他的人生哲学。他说，做生意需要考虑国家的政策，国际国内的形势，这些大的环境把握不好，就容易将生意做砸。国家政策是变化的，但它的变化也是有规律的，一个政策的出台需要一段时间，这个政策的改变也需要一段时间，就好比船在海上航行，小船调头很容易，但一条大船要调头就得画一个大的弧线，不然调头调得太急，容易翻船。我们做生意很多时候就要在船调头的过程中入手，快进快出，才能赚钱，错过了，就没机会了。

这位老板通过一个船调头的事实，延伸出做生意的诀窍。生活中很多成功人士，他们都能从一些小事中，感悟到真谛，从而取得成功。

🜋 重大疾病治疗前，首先要让身体足够强壮

有些大病重病，我们都知道要祛邪，这就好比船要调头一样。调头是必需的，但如何才能平稳顺利地调头就比较关键了！临床上一些晚期癌症的患者，肿瘤转移，包块增大，针对包块来治疗，是很容易想到的事情，但患者常常身体虚弱，不耐攻伐，这时就需要先扶正气，整体调理身体，等正气恢复了，再考虑扶正与驱邪并施，这样才可能起到驱邪的作用，如果简简单单只是考虑针对肿瘤采取放疗和化疗，也许包块还没有消失，人的生命就消失了。

我曾经治疗一例骨结核的患者。患者腰部出现包块，不明原因地发烧，在医院穿刺后，被告知是寒性脓肿，考虑为骨结核，建议抗结核治疗。服用抗结核药物一周后，体温恢复正常，但食欲下降，不时恶心，面色苍白，头晕。患者原本就身体虚弱，无法耐受抗结核药物的副作用，如果继续服用，身体可能越来越差，但如果停止服用抗结核药，体温又可能上升。在两难之际，患者找到我，因为长期交往，大家已经很熟悉，也算是朋友了。看着他苍白而又消

瘦的面颊，一个一米七的小伙子，体重却只有 45 千克，我果断地告诉他，先将抗结核药停下来，什么药也别吃了，每天想吃啥就吃点啥，将工作、事业、家庭中乱七八糟的事情都放下来，不去费心操劳，静心养病，每天想着两件事就行：今天弄什么吃的，到哪里去转转，锻炼锻炼身体？

一周后再碰面，患者面有血色，精神状态良好，食欲恢复，三餐均能吃到自己想吃的食物，虽然只是一周的时间，但感觉他体力恢复不少，上楼爬坡时双腿明显有劲了。另外因为他不再操心工作和家庭的诸多琐碎小事，心理负担卸下来，自己对战胜疾病也就有了信心，不再同一周前那样，怀着恐惧的心理了。

同他交流半小时左右后，感觉他无论是身体，还是心灵，都得到了恢复，于是我建议他继续采用食物调理与锻炼相结合的办法，等体重增加到55千克以上，再考虑继续抗结核治疗。

他听从了我的建议，3个月后体重恢复到57千克，面色红润，食欲较好。随后他接受了抗结核治疗，在服用抗结核药物的过程中，没有出现身体承受不住的情况，治疗效果满意。

治病如同打仗，是非常灵活机动的，有攻就有守，有进就有退。攻不一定就意味着成功，退不一定就意味着失败。

面对疾病和死亡，很多时候我们是充满了恐惧，而不是睿智，当恐惧充斥我们的脑海时，我们往往失去了基本的理智，不会综合分析自己的状况，而是全盘托付给医生，在医患关系紧张的今天，医生为了自身的安全，为了尽量不出事，常常按照临床路径来处理，遵照标准的治疗方案，大多数患者是有效的，但也有一些是事与愿违的。因此，面对疾病时，就应当如同面对人生的其他困难一样，理智地分析，寻求医生合理的帮助，过度治疗和漠视治疗都是不妥的，同时平时也应该多看一些养生方面的书籍，当身体不适时及时调理，不要等到病已生成，再治也就晚了。

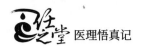

36. 从用人谈起

——用药宜忌与饮食宜忌

有一次坐火车出差，睡在对面下铺的是一个中年男子。为了解除旅途的烦闷，我同他攀谈了起来。谈话中得知他是一个公司的人事经理，出差是为了给公司招聘一批刚毕业的大学生，分配到各个部门。

"作为一名人事部经理，从您的角度来看，什么样的毕业生才算是比较优秀的人才呢？"我随口问道。

这位人事经理悠悠地吸了一口烟，谈了起来："从某种意义上来说，每个人都是人才，只是每个人能力表现在不同的方面，每个人适合的工作不相同，人事管理就是将最合适的人放到最合适的岗位，然后管理他，将工作做好。"

"如果你需要一个清洁工，计划开出的工资为1000元，那么招聘一个勤快点的下岗工人就可以了，不需要考虑学历之类的问题，只要他够勤快并且负责任，就足以胜任这个岗位了，或者可以说他就是做这个工作的人才。但是如果你强求学历，一定要招聘一个大学毕业生，那么对他而言，他会觉得1000元的工资太少，而且学非所用，是一种浪费；对公司而言，这个学生做不了多久就会跳槽离开，会造成公司再度招人的麻烦。所以不要拘泥于人才这个虚无的概念，每个人都是人才，关键是要把他放在最适合的位置。"

"如果你招聘四五个搞销售的，每个人的能力都很强，谁也不服谁，如果管理不好，将是一盘散沙，不能拧成一股绳，结果可能事与愿违。这样的人如何来管理呢，如何利用这些人才呢？需要一个会调和关系的主管，驾驭在他们之上，有了这个主管的调和，这批人才能向一个方向出力，工作才能顺利开展，这就好比你们中医大夫开方时，常常用甘草来调和药性，一样的道理！"

"再比如，两个人一起工作，一个人过于沉闷，那就需要给他配一个性格开朗点的，不然两个沉闷的人在一起，工作进度上就会有问题；如果一个人的性格过于活泼，责任心不强，那么就需要搭配一个偏稳重、责任心强的人，不然全是活泼的人聚在一起，容易玩过头了，工作就可能出现失误。"

"看来管理上也是很有学问的啊，不光要找到合适的位置去安排合适的人，还要考虑到互补和相克啊！"我感叹道。

这位人事经理又说："管理上的学问可大了，中医的五行理论，相生相克理论，在管理上都用得上……"

一路聊下来，这位人事经理的用人理念让我感触良多。管理是用人的学问，而这种用人的理念一样可以用到中医上来。作为一名中医，我们手中的人就是这一味一味的中草药，古代有用药如用兵的说法，每一味药就像战场上将军手下的士兵一样，将军是用士兵来作战，而医生则是用药材组合来同疾病作战。

临床上经常会有患者因病而心急，会要求我："大夫，给我用点好药吧，只要能快点把病治好，多少钱都无所谓。"其实在我的眼里，每一味药都是治病的好药，就像在人事经理的眼里，每个人都是人才一样。我所要做的就是把每味药用在最适合它的地方。药物没有贵贱好坏之分。但如果不能把药物运用在正确的位置，那么药物就可能是毒药。

记得当年看《大长今》时，里面有一幕是老师要求见习医女们把毒药从药物中挑选出来，而长今虽然挑对了，却被评为零分。老师对此的解释是只要是药物，用得不当，都有可能变成致人非命的毒药，医生用药应万分谨慎。是的，现在很多人相信中草药是绿色、环保、无毒的，所以会很随意地自己选择服用。其实这种行为非常可怕，我们的老祖先就曾讲过"是药三分毒"，没有什么药是永远对人体有益的。就好比人一样，没有一个人是适合所有工作岗位的。

而对于医生，如果治不好病，只能说没有组合好这些药物，而不能怪这些药物不好，就像工作没有做好，不能光说员工不行，而应该首先考虑到是不是没有将这个人放在适合的岗位上，与合适的人配合。

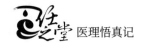

🍶 药物的配伍有关窍

《神农本草经》上说："药有阴阳配合……有单行者，有相须者，有相使者，有相畏者，有相恶者，有相反者，有相杀者，凡此七情，合和视之。"

由此引申，中医里面将"单行""相须""相使""相畏""相杀""相恶"和"相反"七个方面，称为"七情"。这些关系和用人之道是一样的。

药物配伍应用的目的有四：一是增强治疗作用；二是扩大治疗范围；三是适应复杂的病情；四是减少不良反应。

相须、相使、相畏、相杀、相恶和相反六者中，相须、相使都能使药物产生协同作用而提高疗效；相畏、相杀两种用药情况，能减轻或消除药物的毒性或副作用；而相恶和相反却会降低疗效，甚至产生毒副作用。

相须

相须，即性能功效相类似的药物配合应用，可以增强其原有疗效。

如石膏与知母配合，能增强清热泻火的治疗效果；大黄与芒硝配合，能增强攻下泻热的治疗效果；枳实配枳壳，增强降气行气之力；全蝎配蜈蚣，增强祛风通络、息风止痉的功效。

还有佛手配香橼皮，佛手芳香辛散，苦温通降，功效以醒脾开胃、疏肝和胃、理气宽膈、行气止痛为主；香橼皮虽然清香之力稍逊，行气之力也差，但在和胃化痰方面更有效果。二者相须，可理气、宽胸、止痛、疏肝和胃、健胃化痰，是治疗肝胃不和的妙药。

相使

相使，即在性能功效方面有某种共性的药物配合应用，而以一种药物为主，另一种药物为辅，能提高主药物的疗效。

如补气的黄芪与健脾利水的茯苓配合，能提高黄芪补气利水的治疗效果。

附子温肾散寒，健脾除湿，白术补脾燥湿，两者相伍，凡脾肾阳虚，双膝关节以下酸楚沉重者，均可放胆用之。

清热泻火的黄芩与攻下泻热的大黄配合时，大黄能提高黄芩清热泻火的治疗效果。

枳实配白术，枳实破气消积，消痞止痛，白术补脾燥湿，益气生血。两药合用，一消一补，助升清降浊。

干姜配五味子，可增强温肺止咳之效。

黄连配吴茱萸，能增强止呕、制酸功能。冬瓜子配红藤，治疗湿热型慢性前列腺炎及妇科炎症！

冬瓜子利湿升阳，下焦湿热得解；红藤清热解毒，深部炎症可除！

相畏

相畏，就是利用一种药物抑制或缓和另一种药物的毒性和副作用，使其更好发挥疗效的配伍方法。

半夏是燥湿化痰、降逆止呕的良药，但半夏有毒，炮制不当容易中毒，在使用半夏的时候必须配以生姜，利用生姜来解除半夏的毒性。另外生姜是止呕圣药，配伍半夏之后，可以增强半夏的止呕作用，可谓一举两得。

芫花配大枣，可缓和芫花对肠胃道的毒性刺激，减少不良反应，有利于其发挥逐水效能。

柴胡疏肝解郁，但其性偏燥，有伤阴之弊，配伍白芍滋养肝阴，则疏肝解郁而无伤阴之虑。

黄芪补气之力较强，脾胃虚弱的患者服用后，容易出现脘腹胀满，配枳壳理气，或者配以鸡血藤，活血通经，促进黄芪之气的运行，则补气而不壅滞。

熟地黄为补肾养血的良药，但因为其性偏于滋腻，服用之后容易滋腻碍胃，出现脘腹胀满，如果配伍理气之砂仁，既免除熟地黄滋腻碍胃之弊，又可借助砂仁引熟地黄归肾。

枸杞为补养肝肾之佳品，但因其偏温，久服之后容易上火，配以凉性的菊花，这样既能养肝明目，而又无上火之弊。

相恶和相反则是我们用药中要回避的情况，这里就不赘述。

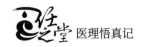

🍵 饮食搭配也有学问

食物搭配，也应与中药配伍一样，讲究食物间的相须、相使、相畏、相杀、相恶、相反的情况。相须、相使的配伍原则，能起到协同作用；相畏、相杀、相恶、相反的配伍则会引起对抗。协同作用可增强食物功效，拮抗作用可减少毒性和不良反应。

喜欢吃螃蟹的人都知道，螃蟹是寒性的，对于身体虚寒的人而言，是不适合吃的。但如果在做螃蟹的时候，配伍一些温性的调料，比如生姜、辣椒、花椒、酒等，借用这些温性调料的热性，来抵消螃蟹的寒性，这样我们不仅可以吃到可口的螃蟹，还不用担心食用之后对身体造成伤害，这不就是中药里的相畏在饮食上的运用吗？

饮食中这样的例子还有很多。

百合炖秋梨清肺热养肺阴。

荸荠加海蜇可清化痰热。

生姜加红糖可加强温中散寒的功效。

以大蒜炒扁豆可减弱扁豆的毒性。

生姜烧鱼可去鱼腥，也能避免腹泻、皮疹等不良反应。

萝卜炖鸽子可减弱补益过度引起的脘腹胀闷。

辣椒炒苦瓜，寒热并调，以防苦瓜过寒。

《黄帝内经》说："五味所禁：辛走气，气病无多食辛；咸走血，血病无多食咸；苦走骨，骨病无多食苦；甘走肉，肉病无多食甘；酸走筋，筋病无多食酸。是谓五禁，无令多食。"这是对患者饮食禁忌的高度总结，也是患者饮食注意事项的理论指导。

上面所讲的食物搭配，可以改善食物的偏性，从而有利于身体的健康，但生活中有些食物对患者的病情是不利的，就需要我们避免食用这些食物。这就好比用人，有些人是绝对不适合某些岗位的，不遵循这里面的道理，最终只能出错。

牛肉、羊肉、狗肉等性质为温，对于阳虚的患者，可以放心食用，而且对身体有补益作用，但如果是热性病患者就不可食用，否则加重病情。

瓜果、冷饮、凉拌菜等属性为寒凉，对于热性病患者，可以放心食用，对疾病的恢复是有利的，但对于虚寒体质的患者，就不适合食用，否则加重病情。

鸡头、猪头、海鲜、葱、蒜、芫荽等具有宣发之性，对于皮肤病及过敏性疾病患者不适宜食用，食用后容易诱发皮肤病或过敏。

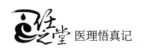

37. 读刻舟求剑有感

——疾病不会一成不变

战国时，有个楚国人坐船渡江。船到江心，他一不小心把随身携带的宝剑掉落江中。他赶紧去抓，却为时已晚。

船上的人对此感到非常惋惜，但那楚人似乎胸有成竹，马上掏出一把小刀，在船舷刻上一个记号，并向大家说："这是我宝剑落水的地方，所以我要刻上一个记号。"大家都不理解他为什么这样做，也不再去问他。

船靠岸后那楚人立即在船上刻记号的地方下水，去捞取掉落的宝剑。捞了半天，也不见宝剑的影子。他觉得很奇怪，自言自语说："我的宝剑就是在这里掉下去的，我还在这里刻了记号呢，怎么会找不到呢？"

至此，船上的人纷纷大笑起来："船一直在行进，而你的宝剑却沉入了水底不动，你怎么找得到你的剑呢？"

这则寓言故事我们小的时候都读过。它告诉我们：世界上的事物，总是在不断地发展变化，所以当我们想问题、办事情时，应当考虑到这种变化，适应这种变化的需要。办事刻板，拘泥而不知变通是不行的。

我们在读这则寓言时，都会为楚人的愚蠢而失笑，但在现实生活中，我们却常常在不经意间犯下了同样的错误。

🔥 别人的药方，不能原封不动地照搬

不少患者到我这里来看病，却只是拿出一张陈旧的处方对我说："医生啊，你就照这个方子给我抓几剂药吧，我以前生病后服用这个药方治疗，效果很好的，这次我又生病了，你就照方给我抓几剂吧！"

这些方子有的是几年以前，甚至更早以前的。

还会有患者过来，要求将某位朋友服用过有效的方子，给他抓上几剂，因为他和这个朋友的病情相似。我也听说过，某个患者看到朋友的风湿因为饮用药酒好了许多，就把朋友的药酒讨了回家自己服用，结果中毒的事情。

面对这种情形，我往往会想到刻舟求剑的故事，因为他们正是在犯刻舟求剑的错误呀！

人的身体是何等精细，人类的疾病又是何其复杂，更不用说人与人之间存在着太多的差异，中医有"同病异治，异病同治"的说法，正是指在治疗时要更多地考虑病机的变化，而不是拘泥于一成不变的病名本身。

所以，当我们的旧病复发时，旧的处方和用药思路是可以参考的，但是照搬使用却是极大的错误，可能对身体造成不可弥补的损害。

现在是资讯非常发达的时代，我们随便进入一个与医学相关的论坛，粗粗浏览一下，都可以看到很多公布祖传秘方的帖子，这些帖子包罗万象，从治疗痔疮到治愈肿瘤，无所不有。而许多初涉医坛的患者和中医爱好者，往往对这类帖子兴致颇高，一旦看到，就立即趋之若鹜，恨不能立刻试用。这种做法是错误而危险的。世界上没有包治百病的灵丹妙方。《伤寒论》和《金匮要略》包括了几乎所有病的治疗，只要我们能够灵活使用，胜过秘方无数。而一味追逐秘方，无疑是舍本逐末，浪费精力。同时，方是死的，病却是活的，如果抱着一个秘方，来治疗同类所有的疾病，不懂得病机，不懂得辨证，不也和那个刻舟求剑的楚人一样愚蠢吗？

我们面对所有好的经验，都应该去分析疾病的病机、临证的布局、用药的思路，这样才能够避免犯刻舟求剑的错误，才能真正体会中医的精髓。

🍶 网络求医绝不可取

可能很多朋友会说，这样的错误我是不会犯的。我都是在医生网诊后才会服药的。

是的，现在网络越来越发达，人与人的沟通也更容易。在这个庞大的虚拟世界里，我们足不出户，就可以了解到信息，可以购物，可以聊天，可以做许多事情，当然我们也可以网络求医。

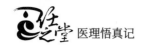

一些患者身体不适时，首先想到的不是去医院，而是寻求网上咨询，到各个医学专业网站发帖咨询，征求大家的意见，这样的咨询方式，可以获得一些专业人士的建议，患者心理上得到安慰，同时试着别人提供的治疗方药，有时还真能治病，于是慢慢成为一种求医问诊的方式。而许多长期受疾病困扰的患者，在四处求医无果的时候，都希望能通过网上，找到妙手回春的医生，给开一个处方，治好疾病。

看起来，这种方式是安全而方便的，其实不然。

网络求医不能代替现实的看病。且不说在网络上，作为患者根本无法了解医生的资质，也许在电脑的那边给你提供咨询意见的只是一个医学爱好者，而且网络上公说公有理，婆说婆有理，提出的意见可能是相反的，反而让患者无所适从。更重要的问题是任何人的疾病都不是静止不动的，而是动态的，发展变化的。网络提供的资料只是患者单方面对病情的描述。这种描述因患者主观感觉不同，而会存在不同程度的偏差。

也有些患者说："我不是从网上下载了问诊单，按照问诊单上的内容详细填写了吗？"

可是再详细的问诊单也只能代表四诊资料中的一部分，脉象的感受各不相同，同一个患者，不同的医生，可能切脉的结果各不相同，问诊单上所提供的脉象那只能算是你的理解，而不是医生的诊脉结果。

中医看病，需要四诊合参，望闻问切，缺一不可，单靠问诊，是无法提供完整的病历资料的。你站在医生面前，他望上你一眼，在医生的脑海中，就建立了一个框架，这个患者身体状况、发育状况、气色、有无神采……这些东西不是问诊单能描述出来的。

经验再丰富的医生，在望闻问切四诊资料不全的情况下，也是很难开出丝丝入扣的处方的，就算这次碰巧开对了，患者喝了三五天，症状改善了，处方也需要再行调整，不是一个方子喝到底的。

就好比刻舟求剑的故事一样，船是移动的，动态的，刻个痕迹，定个方位，毫无意义。有些重病、慢性病，病程时间长，病机复杂，并非患者所述的头痛、身痛那么简单，一个看似简单的长期头痛，可能与五脏六腑都有关系。

针对一个病情复杂的患者，通过几句简单的陈述，就想制定出合理的治疗方案，那是极为不妥的。

治疗重病，如同下残棋。

要想取胜，一步也不能错，丝丝入扣，才能解开顽固性症结。不然一步走错，步步皆错，错上加错，只能成为死结。

不论是中医，还是西医，看病都得有依据，医者心中要有一盘棋，这盘棋就是疾病的病机，疾病当前所处的状态，疾病的发展趋势，疾病的预后。体质不同，药材选择，用药剂量，用药疗程都是问题。治疗方案上，是先攻后补，还是先补后攻，还是攻补兼施？是寒者热之，还是热者寒之，还是寒热并用？

这一切在医生用药之前，都必须考虑得清清楚楚才能提笔开方。

如果靠猜，靠估计，可能是什么什么，也许是什么什么，这样来建立临床思维，制定治疗方案，一定漏洞百出，毫无意义。

就算瞎猫碰上死耗子，碰巧对上号了，下一步该怎么办，下一步还是靠猜吗？

经常有网友给我短信，或者留言："医生！我父亲腰痛，我估计是肾虚引起的，你看能不能开个处方？"

"大夫啊！救救我，我长期失眠，心情烦躁，可能是最近家里有些事情，病情又加重了，吃了很多医生的药都无效，你能不能帮我开个处方？"

……

看到这些留言，我从内心深处表示同情，非常不忍心看着患者痛苦，患者可以猜病情，家属可以估计病因，唯有医生不能，如果做了，那是医生对患者的不负责任。

太多的不确定因素在里面，如何来猜呢？

通过网上求医，是无法给患者开出完美处方的，如果你确实想听听大家的意见，医生只能凭经验帮你分析一下病机，也就是告诉你疾病的关键问题可能在哪里，至于如何下药，需要因人、因地、因时而异，不要相信所谓的奇方妙术，那与刻舟求剑无异啊！

一个刻舟求剑的故事教会我们很多的东西，无论是医者还是患者都要避免出现这种愚蠢的错误啊！

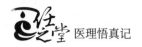
38. 打台球的故事

——珍惜每一次体悟和治疗疾病的机会

读大学时，有段时间喜欢上了打台球，时常在周末的下午，邀上几个玩得好的朋友，跑到学校后面的台球场，痛痛快快地玩一下午，不玩出胜负，总不甘心。

打台球，除了角度、力度的考虑外，还有很多技巧在里面，玩伴中有个同学玩得很好，每次与他对局，总是输两三个球，有一次玩到天黑，大家一起吃夜宵，我们让他谈谈打台球的经验，这位高手说了一句："珍惜你的每一次出杆！"

大家被他的话吸引住了，于是请他继续说下去。

他说："很多时候，球的角度不好，的确很难打进去，这时候人就会有些心浮气躁，随便出上一杆，进不进算了，等下一次机会再说。其实这样是不对的，打不进时也有打不进的打法，可以控制白球，给对手制造困难，也可以慢慢运球，将难打的球运到好进洞的地方。如果看到球不好进，管他三七二十一，就使劲戳上一杆，这样只能给对手制造更多的机会……"

"珍惜你的每一次出杆！"多年后这位好朋友的话言犹在耳。

人生如同一场台球赛，有很多次出杆的机会在你手中，机会好的时候，轻轻一送，一个漂亮的进球。机会不好时，就看你如何去面对。

临床工作中，经常遇到各种各样的患者，各种各样的疾病，尤其是中医，不是专科，面对的疾病更加广泛，有些病很简单，也许一两剂汤药就搞定了，也许扎上一两次针灸就好了。但更多的时候，是些杂症，就好比打台球一般，很多时候，球的角度不太好，要打好这一局球，除了平时提高球技，更需要良好的心态。

打球如此，干临床工作也是如此啊！

很多慢性病，不是一天两天就能够治好的。细心观察，仔细辨证，综合考虑，制定出合理的治疗方案，疾病定有转机的时候。

很多时候患者不理解，认为三五剂药服用下去没有转机，就是这个医生错了。其实这是不对的，慢性病的治疗就是抽丝剥茧，如同打台球时，高难度的球需要慢慢运，把握好机会，医生要珍惜每一次辨证，每一次处方；患者则要珍惜每一次就诊的机会，详细反馈服药后病情变化情况，这样相互配合，共同珍惜每一次的治疗，才能转危为安，战胜疾病！

其实人体的每一次生病，都是对身体的一次考验，生病不全是坏事，很多时候它会促进我们的身体健康，增强抵抗力。

记得3年前，有一次我连续熬夜几天，早上起床后明显感到精力不支，眼睛看东西模糊，总感到有眼屎，用手擦时又没有。肝开窍于目，这种不舒服的感觉，让我立即想到熬夜伤了肝，于是用枸杞子一小把，加菊花七八朵，开水泡后当茶饮，边饮边感到眼睛舒服了，真可谓立竿见影。

后来每当患者描述眼睛不舒服的时候，我就习惯性地问上一句："是不是总感觉有眼屎，用手擦时却又没有啊？"很多患者会点头称是，这样在下药时，我就用上菊花配枸杞子，疗效自然很好。

记得有一年夏天，天气潮湿，加上吃了几天的面食，大便时感觉不爽，不是拉不出来，也不是拉不干净，而是感觉大便好像粘在肠壁上一样，解大便时很费力，擦时很费纸，这是典型的肠道湿热所致。我用苦参、茯苓配少许艾叶，煎水后服用很快就好了，但那种大便粘肠的感觉却是终生难忘。

后来遇到肠道不好的患者，切脉时发现肠道有湿热，当我问患者大便如何时，患者常常回答还好，当再继续询问大便是否发黏，解大便后是否费纸时，患者常常点头称是。在很多人的思维中，大便不干结，不拉肚子，就属于正常大便，他们从来不会将大便发黏当作肠道异常。如果不是自身体会过肠道湿热后大便发黏的感觉，我可能就会接受患者的问诊结果，认为患者大便正常，排除肠道湿热的情况，这样就容易贻误病情，错失治疗时机。

作为医生，细心体会每一次自己生病时，疾病在自己身体内的表现形式，充分理解这其中的病机，这样再遇到相同病机的患者时，医生的问诊将会更有意义，而不是按照教科书上的条款，刻板简单。

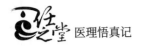

如果是学习中医的，更应该珍惜治疗自身的机会，利用中医辨证，利用针灸，利用汤药来治疗所患疾病。只有自身体会到了中医的神奇，才会相信中医的疗效，相信你的处方和你手中的每一味药物，只有信，你才可能学好中医，运用好中医。

人一生的机会有很多，从出生之日开始，就面临着选择，每一次选择都是机会，读书深造是机会，辍学就业也是机会；大学毕业后顺利就业是机会，不得已暂时改行也是机会；遇到挫折是机会，取得一个小小的成功也是机会；偶尔生个小病是机会，治愈疾病也是机会……

不要等到想要得到爱时才学会付出，人生就像一场戏，在等待中错过了美丽；

不要等到孤单时才想念起你的朋友，人生得一知己足矣；

不要等到有了职位时才去努力工作，世界真的很精彩，只要你肯努力，处处都有你满意的工作；

不要等到失败时才记起他人的忠告，忠言逆耳利于行，良药苦口利于病，世人往往喜欢听信谎言，因为谎言往往是美丽的；

不要等到生病时才意识到生命脆弱；

不要等到分离时后悔没有珍惜感情；

不要等到有人赞赏你时才相信自己；

不要等到别人指出才知道自己错了，其实，勇于承认错误并没有人嘲笑你，反而能得到别人的尊重；

不要等到腰缠万贯才准备帮助穷人，助人为乐永远是一种美德，待到腰缠万贯之时，你不一定会快乐，因为你的施舍别人不一定接受；

不要等到临死时才发现要热爱生活，生活真的很精彩，为什么要游戏人生。人生就像一条长河，永远没有尽头，没有止境，并不因为你的生老病死而改变。热爱生活就等于热爱自己。因为生命总要画上一个圆满的句号。

面对不同的境况，拥有一个良好的心态，珍惜人生的每一次出杆，这样的人生，才是无悔的人生。

39. 养狗的故事

——养生离不开一个"顺"字

小时候在农村，家家户户都养狗，因为农村每家每户住得比较零散，养狗一来可以防盗，二来夜晚有个什么动静，狗就会吠，给主人家提个醒，外面可能有异常情况发生。因此在农村，狗的地位还很高，不同于城市，作为宠物而已。

平时没事的时候，我们就爱逗狗玩，拿出点小零食，逗着狗上蹿下跳，看着狗高高兴兴地在身前身后跑来跑去，跳来跳去，心里格外高兴。

对狗示好的办法除了给点零食，有时候还可以用手摸它的背部，顺着毛摸，摸上几下，狗就躺下来让你给它找身上的跳蚤，有时担心你找不到，它会用嘴提醒你哪里不舒服，那里有跳蚤！

但狗也有一个毛病，摸它时只能顺毛摸，如果你是逆毛摸，摸不上几下，它就会发毛，浑身不自在，如果你还不住手，它可能会张口做出想要咬你的样子。也许就这一个动作，让它心里很是不爽啊！

离开老家多年了，每当想起逗狗时的快乐，我就会想起，逆着给狗摸毛的情形，为什么狗不喜欢别人逆着摸它的毛呢？

这个疑惑在心中存了多年，有一天向一个养狗多年的老人家请教，老人家的一句话让我茅塞顿开。

"不仅仅狗喜欢顺毛摸，任何动物都喜欢顺毛摸，这是一种自然规律。狗喜欢顺毛摸，人则喜欢听顺耳的话，喜欢用顺手的人，就连切菜的师傅都喜欢顺手的刀！你看看马路上的汽车，哪个不是顺着右边，朝一个方向开，逆着开能行吗？这个顺啊，学问大着呢！"

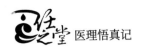

"这个顺啊，学问大着呢！"老爷子的一番感慨，让我沉思良久。其实人体的生理活动，不就是一个顺吗？如果没有了这个顺，出现了逆，不就会生病吗？那我们治疗疾病，不就是起到一个顺的作用，顺应脏腑气机，顺应气血循环，顺应升降沉浮，我们谈养生，不也就是顺应自然界的规律，顺应生长化收藏？

一个顺字，让我想了很多，也明白了很多。

记得小时候太爷对我说过，治病要顺其性养其真！我在《一个传统中医的成长历程》中专门记载过这段话：

"顺其性就是顺应各脏腑的特性，当升则升，当降则降，当藏则藏，实则泻之，虚则补之，将脏腑调理到最佳功能状态。比如，肝病用柴胡、薄荷，都是顺应肝气升发条达的特性。纵然肝阳亢盛，镇肝泻肝的同时也要反佐少量疏肝之药；肺病用麻黄和苦杏仁，也是顺应肺脏的宣发和肃降功能……"

"养其真就是培养脏腑不足的精气，让脏腑能量充足，使其物质基础得到补给，脏腑功能自然也得到了修复。如肝病用当归，补肝之藏血；肾病用菟丝子，补肾之藏精；心病用枣仁，养心安神……"

"脏腑之真得养，脏腑之性得顺，其病不治自愈！"

如今通过养狗的感悟，我对"顺"的理解，越来越深刻了，人活在天地之间，人的五脏与天地相应，心脏就好比天上的太阳，肺就好比大气层，脾胃就好似肥沃的土地，肝脏就好比树木，肾脏就好似海洋，天地相参，将人的五脏规律与大自然相结合，我们可以知道什么是顺，什么是逆。

我在《医间道——十站旅行带你进入中医殿堂》中写道：

"太阳从东面冉冉升起，而人体肝气从左侧徐徐上升！"

"太阳从西边缓缓落下，人体内阴气从右侧通过肺的敛降徐徐下降！"

"大地之中的水湿能够滋养树木，树木不会枯萎；人体的肾水也能滋养肝木，防止肝火过亢！"

"大海中水被太阳照射，蒸发后化为水汽而上升为云，可以遮挡太阳的炎热；人体的肾中水汽随肝气升腾，可以济心火，防止心火过亢！"

"太阳的照耀能够温暖大地，大地得温能生长万物；人体的心火下移，可以温暖胃土，胃得温可以腐熟水谷！"

"太阳照耀后，土地变暖，温暖的土地热量下传，可以使土中的水湿得以温暖；人体心火的热量，通过胃气的下降，可以下交于肾，温暖肾中的寒水！"

"大地的核心，地核中的热量可以向外散发，温暖大地的至深之处，其暖可以缓缓上升，土地中的水汽上升可以化为云彩，乌云的汇集化为雨水下降！"

"人体肾中一缕阳气徐徐上升，温暖脾脏，脾脏得到肾阳的温养，将小肠转输过来的食物营养成分，通过沤的作用，化为精微之气，上升至肺，肺将精微之气中清的部分通过宣发，滋养皮肤和毛发，浊的部分向下敛降滋养五脏六腑，废弃之气化为水液，通过三焦，入膀胱，变为小便！"

> 日从东方冉冉起，水在西边沥沥声；
> 肾水养肝能涵木，随肝上达济心炎。
> 丽日如心照胃土，其温透胃暖寒泉；
> 肾中潜龙为一阳，温脾如沤清阳升。
> 肺如华盖能肃降，化汽为水三焦经；
> 三焦水道通州都，浊去精存再入肾。
> 外周气流逆向行，中央胃降脾气升；
> 人体阴阳如两轮，右侧气分左侧阴。

肝气是升的，是舒展的，肝气郁结的患者，肝这个点是郁结的，想上升而又上升不了，因此肝气郁结的患者，就需要用柴胡、薄荷等来梳理肝气，顺着肝脏的性格来用药，顺毛摸，疾病自然就好了。

脾脏也是主升的，湿邪困脾的患者，脾气是下陷的，无法上升，因此对于湿邪困脾的患者而言，就需要借助白术、苍术这些燥湿健脾的药，顺着脾脏的性格来，顺毛摸，疾病自然就好了。

胃气是下降的，对于胃气上逆，出现恶心、泛酸、咽喉不适的患者，就需要借助枇杷叶、代赭石、竹茹等这些降气的药物，来降上逆之胃气，顺着胃气以降为和的特性，顺毛摸，疾病自然就好了。

肺属金，主收敛，当肺气的宣发太过，敛降不足，就容易形成肺火亢盛，人就容易落发，容易头皮溢脂，这样的患者治疗时，就需要顺应肺脏的敛降之性，收敛肺气，用苦杏仁、乌梅、五味子等，顺其性，疾病自然就好了。

人体疾病的形成，不外乎外感与内伤，外感病散其邪，内伤病调其乱，调节人体气机之逆乱，有些是因为气机生发不足，有些是升发太过，太过与不及，均会导致五脏失调，把握好一个原则，顺之则昌，逆之则亡。

《黄帝内经》说："从阴阳则生，逆之则死；从之则治，逆之则乱。反顺为逆，是谓内格。"

一个顺字，将人体的生理之道，清清楚楚地展示了出来。而这个顺字也为我们的养生提供了很好的思路，只要我们依据顺的原则来养生，则会事半功倍。

何为顺呢？就是依据你身体的需求来选择合适的食物。有的人吃些寒凉的食物就会腹泻，那么提示体内有寒，我们在饮食时就应该注意避免食用这类食物。还有痛风的患者食用嘌呤含量高的食物，就会出现关节疼痛，那么对于这部分患者，就应该低嘌呤饮食。

同时，这个顺字还应该表现在顺应天时和地理。也就是说，最适合我们食用的食物应该是当地出产的当时令的食物，这些东西对身体而言是最好的。不要去追求那些昂贵的或者稀有的食物，它们并不一定适合我们的身体。比如，四川盆地，气候多湿，当地人嗜食麻辣，而不上火，如果不是处于那样的环境，再吃大量的辛辣之物，可能就会出现上火不适了。广东地处热带，当地人喜欢饮用凉茶，可是如果在东北，天天喝凉茶，身体可能早就吃不消了。这就是一方水土养一方人的道理。

养狗的故事告诉我们，动物都知道顺毛摸舒服。而作为万物之灵的人类更应该知道，在养生上没有必要盲目去追求什么时尚的潮流，不是电视上宣传什么，我们就去学什么，做什么，而应该顺应天时之气，顺应地域之境，顺应五脏之性，在顺中追求健康养生的境界。

40. 炒菜的故事

——中医需要感悟

喜欢做菜的朋友都知道，有的人在餐馆吃上一道菜，回家后琢磨琢磨，自己就可以做了，这里面除了刻苦，更多的是一种对做菜的感悟力。

我喜欢做菜，也喜欢琢磨如何做菜，心情好时也爱模仿酒店大厨做几道菜，虽然色香比之稍差，但味道绝不逊色。

炒菜时先放油，放多少？这是一种感觉。该什么时候放入主料，炒多长时间后放盐，放调料，放多少盐合适，是手感的问题。看看锅里的东西，就知道大致放多少盐合适了，放完后一尝，正合适，不咸也不淡！

这是中国人炒菜的方法，你问酒店大厨，放盐放 5 克好，还是 6 克好，他可能没法说明白，但并不代表他不会炒菜！

西方人炒菜，据说得配上天平，500 克肉，放多少油合适，放多少盐合适，他们有一套刻板的模式，正因为这种标准化的模式容易复制和推广，所以肯德基全球有分店，我们这个小城市也有。

中西文化的差异，就好比炒菜一样。

曾经在北京吃过意大利午餐，那个难吃劲，还不如回家炒个虎皮青椒吃。也许我长的是中国人的胃，不适合西方人的味道。

中国的传统文化非常深厚，这一点只需要在全国多吃些地方菜就有深刻的体会了。

看病，其实和厨师做菜是一个道理。

中医看病下药，看似随便，10 克、12 克好像随便写，有时弄上 20 克效果也不错，有些派别，可能会用上 50 克，甚至 100 克。就好像炒菜一样，随手一勺盐，就行了，味道却很不错！

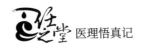

在老家做菜，放几个辣椒，就行了。到成都吃飘香辣子鸡，有半盆辣椒，味道也很好。感叹之余，慢慢品味，与众不同，各有特色！

西方医学追求一切标准化，量化，显得非常科学。中医看似随意，让人们觉得不科学，有些人甚至认为中医是伪科学，争来争去，弄得中医自己也搞不清该如何来发展。

于是许多研究人员借用西医的模式，在老鼠身上扎针灸，往白鼠肚子里注射大承气汤，已经临床运用了几千年的知识，现如今反过来要老鼠点头。如果实验结果不对，则中医是伪科学，如果老鼠点头了，就科学了！将原本科学的东西反而弄得不科学了，这就是中医现代化的悲哀。

如果将川菜的辣椒用量按照杭帮菜的要求控制，不知道是什么味道。

为什么我们吃不惯西餐，却硬要追求西餐的格调，感受西餐的氛围？是我们精神享受，还是胃在享受？

我觉得，中国人吃的是中国的文化。

中医看病，运用的也是中国的文化。

现在西医分科很细，而疾病却是复杂的，很难绝对进行分科，比如，一个患者可能既患有糖尿病、高血压、心脏病，又有腰椎间盘突出，同时还有脑梗死的病史，现在患者又出现受凉后咳嗽，喘不过气来，头晕、心悸。因为基础疾病多且严重，患者就诊时，可能得挂很多个专科的号，最终也很难解决，医院往往会建议住院治疗。其实如果从中医的角度来看，所有的疾病都与五脏有关，它们之间是相互关联的。治疗起来，应该全盘考虑，调理五脏，而不应该是顾头不顾尾。将五脏调整到一种相对的平衡状态，患者的症状都会得到改善。

经常有患者问我："余大夫，你主要看什么病？"

我说："我啥病都看！"

"不可能！医院的医生都分科，有的看消化，有的看糖尿病，有的看肝病，你究竟看啥病呢？"

我还是回答，啥病都看！

很多人不理解，为什么中医啥病都能看。

其实，真正的中医，他看的不是病，而是人的五脏。通过四诊之后，将收集到的信息汇集，医生就可以判断这个患者五脏各自处在什么状况，通过调理五脏的盛衰，疾病不治而愈。

当我们在学习炒菜时，不能仅仅着眼于某种菜该如何去做，而应该去学习烹饪的技术，去了解其中的规律。因为菜的品种有很多，我们永远也不可能学会所有菜的炒法，但是只要我们掌握了烹饪技术，掌握了一些基本规律，我们不仅可以按照菜谱做菜，而且还能创造新的菜式。

治疗疾病的时候也是如此。已知的疾病有成千上万种，还有很多未知的疾病。如果我们从疾病入手，看到每个疾病都想如何分型下药，这就是站在一个"万"的层面，永远无法体会到以简驭繁的境界。

有时候一些中医爱好者在学医的过程中可能步入一个误区，过分地强调"术"的重要，就像我们学习炒菜时，过分强调如何去翻锅，而不去掌握什么时候该翻锅，为什么要翻锅。

他们往往听说刮痧效果好，就开始学习刮痧，却不去掌握刮痧的原理及适应证，所以当他们学会后在临床使用一段时间，就会发现刮痧并不能治疗所有的病，有时候甚至连同一种疾病，也不是所有患者效果都好。

后来又听说"一针灵"，只要扎上一针就可以治疗任何疾病，就一拥而上，去学习针灸，等到临床运用时，发现效果也不是很好，只有一部分人有效。

再后来又听说小针刀厉害，又开始学习小针刀，最后却发现很多患者运用小针刀也只是当时缓解，不能彻底治愈。

中医的窍门究竟在哪里，有没有什么东西学会后可以治疗所有的疾病？

其实，刮痧、针灸、小针刀、拔火罐、推拿、火龙疗法，包括汤药、丸剂等，这都是术，是治疗疾病的术。

术很多，我曾经给一个学生讲过，患者心悸，医生用大拇指使劲掐了掐劳宫穴，病情得到缓解，是不是医生的指甲很厉害呢？我们是不是都要留一个长指甲来掐患者呢？

显然不是，我们需要学习的是为什么掐劳宫穴有效。

中医看病，最重要的是看清疾病背后的理，这个理弄不明白，任何术都解决不了问题，理弄明白了，任何术都有效，没有必要羡慕张三搞针灸效果好，李四搞推拿出了名。

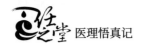

成功者的背后，是"理"的突破，是对"理"的通透。

只看到表面现象，而不沉下心来参悟医理，永远都不会成为上工！

医理的领悟，需要静下心来看《黄帝内经》《伤寒论》《金匮要略》《神农本草经》，同时还要涉猎许多中医古籍，而不是凭空想象，想象出新的理论，来革新中医。当今社会真正能看透《黄帝内经》的有几个人，一本中医界的经典都看不懂，谈何创新。

在这个浮躁的大环境中，很多人都希望一日成功，一日成名，那是不可能的，只有静心学习，静心参悟，才能有所感悟。

中医的发展，不是叫嚣理论急需更新，也不是同反对中医的人生死相搏，更不是大家热热闹闹地在一起清谈，而是静下心来学习经典，"读经一得"，往往就是突破，"临证偶得"，常常就是成功。

等到真正学透了四大经典，也就不会再说中医落后，中医看不好大病了。那时要做的工作，就是如何将经典用最通俗的语言告诉世人，让大家都能看懂经典，明白经典。等到大家都明白经典了，中医自然也就复兴了。

41. 不透气衣服的故事

——想健康，首先要做个"真人"

小时候买衣服，不会挑选，父母在一旁建议，自己还听不进去。有一次自己给自己挑了一件不透气的衬衣，材料不记得了，好像是尼龙的，刚穿上身，感觉还不错，颜色很好看，心里喜欢，可没几天就发现了问题，常常穿上衣服没多久，就感到浑身闷热，心里发躁，总想发脾气。父母问我，喜欢新衣服吗。我嘴上说喜欢，可平时宁可穿旧衣服，也不愿意穿不透气的新衣服了。

长大后才发现，衣服的透气性与舒适度有很大的关系，不透气的衣服，穿久了人很容易生病。等系统学习了中医理论，才知道人的毛孔被称为鬼门，这也是人体重要的门户，如果毛孔不能正常地呼吸，人很快就会心慌胸闷，甚至死亡，国外曾报道，有人将油漆涂满身体的外表，结果被涂者很快窒息死亡。可见，保持皮肤的通透性有多重要。

🔥 表里不通，就好像穿了一件不透气的衣服

在临床上，对于水肿的患者，通过除湿利尿，有时候收不到很好的效果，这时候加上一些解表的药，开鬼门，表气得开，里气自然通畅，中医称为提壶揭盖，就好比要把壶中的水倒出来，但壶盖子没揭开，壶内形成负压，想倒水也难啊，这时只需要将壶盖揭开，就很容易倒出水来。不仅仅治疗水肿，治疗便秘，中医也常常运用此法。

大凡需要人体气机下行的时候，配合解表开鬼门，常常能收到事半功倍的效果，那么这其中的原委是什么呢？

人体之所以生病，其实就是气机的升降出入出现了障碍，欲升不能，欲降不能，欲散不能，欲收也不能，气机不畅，表里不能相通，就好比穿了件不透气的衣服，外面的空气进不去，里面的空气出不来，一个字——闷。

临床上治疗很多皮肤病，我通常用苏叶配杏仁，一个散，一个收，一开一合，表气就通达了。

临床上治疗中焦气机不畅，我通常用枳壳配桔梗，一个降，一个升，一升一降，中焦气机就通达了。

临床上治疗下焦气机不畅，我通常用白术配薏苡仁，一个升阳，一个除湿，因为下焦湿邪偏重，除湿升阳，气机通畅。

我们如果继续思考下去，就会疑惑，为什么人体会出现气机不通畅，表气和里气不相通呢？

🖋 长期表里不一，最终导致气机不畅

有个知名的体育解说员，在解说足球比赛时，常常眼里看的是A球员，心里想的是B球员，说出来的是C球员，整个是乱的，所以人家都笑他。

其实现在生活中很多人都是这样的，心里想的和嘴巴上说的是不一致的，相互矛盾。就是表里不如一，内外不一致，不通透，这样活得很累。

心中本来要说的话，到嘴边硬生生地憋回去，这不就是里气不能外达？

心中喜欢做的事情，因为诸多原因做不成，转而做自己不喜欢的工作。天天干着自己不喜欢干的活儿，表里如一吗？

原本不喜欢吃的东西，不喜欢喝酒，遇到领导、客户得应酬，硬生生地吃自己不喜欢吃的，喝自己不喜欢喝的，气机能舒畅吗？

我们要活，就要活得像一个"真人"——活得像一个真人，不要做"假人"。很可惜的是，现在很多人都活得很虚假。

当医生久了，眼睛就比较"毒"，有些人一副好好人的样子，但一摸脉我们就知道啦！他生气没表现出来，但心里还在气着呢！表里不一致。我们家里住的房子要开窗户，要透气儿，里气和外气要通透，当室内空气与室外空气不能对流的时候，闭塞的时候，这个房间空气不流通，人待在里面就很难受。同样，当我们体内气机与体外气机不能很通达，不能敞开对流的时候，人的五脏六腑、神、魂魄，都很难受，总是处于挣扎煎熬的状态。

用药物调理人的气机，只能是一时，做一个真人，才能保一世啊。

一个人要活得自在，活得健康，有一个前提，就是要做一个"真人"。

做真人的六条箴言

第一，说真话。你可以不说，但说的话一定要是真话，不要说假话！佛家说三年不说假话，可以洞察一切事情！对于事情的真伪就可以看出来。

第二，吃东西，凭自己的本心来吃。想吃什么就吃什么，不想吃什么就不吃什么。不要看别人吃素，我也吃素，心里想吃肉，嘴巴上还说着吃素；我心里不想喝酒，但外面应酬逼着我喝酒。在饮食上要做个真人！

第三，穿衣服打扮，要自然舒服。我穿什么舒服，我就穿什么，我穿布鞋舒服，我就穿布鞋，不要为了好看应酬穿皮鞋；我现在不用化妆品舒服，我就不用化妆品，不要为了别人在脸上折腾，搞得毛孔不通透，气机也不通透。这是在打扮、穿着上要做个真人！

第四，工作，要做自己喜欢做的工作，不要为了一些短期的目的，为了短期的利益，违背自己的内心世界，做自己不喜欢做的工作。如果每天有8小时面对一个自己不喜欢的工作，长期下去会是什么结果呢。

第五，爱情，找一个自己喜欢的人，陪伴自己过一辈子。试想一下，天天面对一个自己不喜欢的人，你的内心和你的笑容，能够通透一致吗？

第六，在行为能力上也要做个真人，用农村的土话，叫脚有多大，穿多大鞋！能力好的，可以买辆好车，置套好房；能力不够的，我就买套普通房子，住得舒服、自在、坦然！假如手中吃饭的钱都没有了，还要买豪车，贷款买豪宅，结果天天负债，人活得累死了。

所以做个真人，在吃穿住行，工作婚姻，每一个方面，都要做到内外一致，心里安静、坦然，这样就过得很自在！

一个假字，便是疾病的源头。

一个真字，便是善缘的开始。

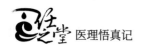

42. 定向爆破的故事
——脐周包块与肿瘤

看过很多次定向爆破的报道，想要拆除某栋建筑，请来爆破专家，在建筑的一些特殊的受力点装上炸药，随着一声巨响，建筑物立即开始瓦解，而且大多是整体向下塌陷，不会危及周围的建筑。每次看到这样的报道，总会从心里佩服这些爆破专家，为什么就能找对需要爆破的点？记得小时候拆农村的土房子，墙从下面打掉了一半，房子依然不倒，看来这地方找不准，找不到正确的位置，再怎么出力也是事倍功半啊。

临床上我们经常会遇到很多疑难杂症，如果我们找不到关键点，治疗起来就好比狗啃刺猬，无处下口，转来转去，都无法解决问题，如果能像爆破专家一样，找到症结所在，便可以给疾病制胜一击！

现在肿瘤患者越来越多，几年前在陕西闻得李世音老前辈对肿瘤的见解，收获颇多，近几年在临床中逐步验证李老的心得，并在其思想的影响下，结合自身的临床经验，对肿瘤的认识，治疗思路，用药特点，作了一些总结。如果我们能像爆破专家一样，找到肿瘤形成的核心点，我们就有机会将肿瘤一举击破。

🔥 要重视脐周包块

腹诊久了，发现许多人的肚脐周围有包块，这需要我们引起重视。脐周的包块，分为五个地方：脐上，脐旁两侧和脐下向腹股沟方向的两块（注：脐两侧在天枢穴附近）。这五个包块是怎么形成的呢？

人出生之前在娘胎里，是通过脐带同胎盘和母体相连。胎盘紧贴在子宫里面，母亲的精血便通过胎盘到脐带再到婴儿的体内。通过神阙穴向五脏输送养分，这也叫先天之炁，元气。等我们出世之后，脐带一剪断，我们嘴巴一哭，一呼吸，肺气、后天之气一启动，便进入后天系统，先天之气的门随之关闭，不再从母体吸收养分。但此时，通过神阙穴向五脏输送养分的五条通道虽然慢慢萎缩，但还仍然存在，如肝圆韧带、冠状韧带等，还起固定的作用，而这些包块就在通道里面。

我们后天吃的食物、能量均会输布到五脏六腑。后天的水谷精微也可以渗透到先天系统里面去。

由于脐带出生后被剪掉，所以出生后脐周输送先天气血的五条通道便成了盲端，进入的物质，无法进行代谢，就储存到那里。刚开始这些包块很小，慢慢地，随着这五个分支内的库存越来越多，包块便越来越大。

这些积存在五个分支里的物质迟早是要代谢的，但因为这个系统是先天系统，代谢需要先天能量，要动用我们的先天之气。先天之气足的时候，它才能代谢，才可以通过这五个分支再推向五脏六腑。

当然，一般先天系统是不会启动的。这个脐周的包块，刚开始是不跳动的，当包块越积越大，积到一定程度之后，先天系统就会启动。调动了先天之气，这个包块就开始跳动起来，就好比刚受孕的卵泡里面的原始血管波动一样。跳动的目的，就是将库存的能量推动到五脏六腑中去。如果真能推到脏腑里面去，就好了。

但如果包块时间长，这里面的成分就会变质，可能是顽痰，是死血，是毒。当先天系统启动之后，就会将这些顽痰、死血、有毒物质推到肝脏里，先天系统的毒和后天的血相结合，便形成肝癌；推到胃里去，就是胃癌；推到肾里面去，就是肾炎等肾病。我们在临床上，如果此时用化积的药，如珠子参、鸡矢藤、大黄等来消这些包块，在消解包块过程中，患者的排出物会非常臭，恶臭！

🔥 如何治疗这些包块

我们在临床上也可以通过切脉来诊断这些包块。《脉经》上有一句："左手关前寸口阳绝者，无小肠脉也。苦脐痹，小腹中应有疝瘕……"阳绝者的意思是，浮取为阳，小肠脉摸不到，为什么称"疝瘕"呢？疝，意思是从

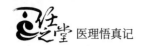

小肠里面渗出来的东西，像疝气一样，小肠外鼓出一个包块，在肠子外面，依附在肠道外壁上，这也是先天同后天相连的地方，"瘕"是指包块。

那么如何来治疗脐周包块呢？

针刺大陵穴，配合腹针可以治疗脐周包块。临床上也有用"痞根穴"来治疗的，治子宫肌瘤可以用这个穴。

因为这些包块的跳动同心脏搏动的频率一致，与心脏是相通的，所以通心脉的药也可以解决问题。

通心脉的药可以用丹参。我现在用一个很简单的方子，就用桂枝汤打底，将芍药换成丹参，我起了个名字，叫"丹桂汤"。方中生姜大枣可以调和营卫，丹参配桂枝，通的力量非常好。我们给患者服下，发现消腹部包块的效果也很好。再配上一些熟大黄，往下泻；如果包块不跳动，就加用附子；如果手指上有月牙，就不用附子，没有月牙的，便用附子来鼓动先天之气。

舌下静脉曲张的患者，可以加猫爪草、水蛭、三七。

舌下颜色发红、鲜艳，可以加扣子七、马鞭草。

如果这些包块不跳动的话，我会用附子、猫爪草，再来些活血化瘀的土鳖虫、水蛭等。

如果体胖，痰湿重，可以加用天南星。

上述这些方法，运用得好，就可以解决脐周包块的问题，这些包块解决了，向癌症转变的机会就少了。

对于已经属于癌症的患者，大多都可以在脐周摸到很硬的包块，处理好这些包块，就可以在短时间内，很快改善患者的体质。

如果说癌症是座大厦，那么脐周包块，无疑就是大厦的根基，拔掉这个根基，恢复到正常状态，癌症这个大厦定将轰然倒塌。

43. 小便的故事

——面对癌症我们该怎么做

我家院子里种了一盆牡丹，春天开了几朵白花，非常漂亮，一家人都很喜欢它。有天早上，家中小孩要尿尿，于是我便抱起小孩，让小家伙将尿撒在牡丹的根部，我母亲在远处阻止我，说当心牡丹被烧死了，而我心里想着正好给花施施肥，没想到就因为这么个小小的错误，牡丹一天天开始枯萎，最后整株死了……

🔥 医生畏因，患者畏果

在任之堂，接触过不少癌症患者，病情记录有一叠，有许多是全国范围寻医问药的，其心之恐惧，其情之惶惶不安都令人惋惜。他们畏惧疾病，畏惧癌症，谈癌色变，而作为医生，我常常想的是为什么会得癌症，因在哪里？

看着十几岁的小姑娘穿着裙子，吃着雪糕，来月经时痛得面色苍白，我知道"因"在哪里。

深秋了，天气一天比一天凉，很多成年女性，依旧穿着牛仔短裤，拿着医院的报告单来找我，上面写着：子宫肌瘤，我知道"因"在哪里！

在我们的生活中，一次又一次对身体制造伤害，最终结果只能是自作自受。在品尝苦果的时候，我们为什么不总结一下原因呢？不仅可以提醒自己，也可以教育后来人啊！

"劝人一时以口，劝人一世以手。"

其实很多重病，都是从最初的不注意，最初的那个因开始的，我们把癌症患者的注意事项总结出来，希望看到的人从中能得到启示和帮助。

当生活中遭遇了癌症，我们应该怎么做呢？

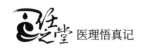

🍶 防癌六要之一：远离阴性食物

在医院里，许多癌症患者及家属得到的嘱咐多是，有什么好吃的多吃点儿，意思是吃一口少一口，先把口腹之欲赶快满足了。但实际上，我们现实中认为的"好"东西，对于患者来说并不好，甚至可能是毒药！道家有句很朴素的古老劝言叫"多吃几口，少吃几年"，道家思想认为，一个人一生吃饭的总量是有定数，是定量的，每餐少吃几口，自然就会多吃几年。《黄帝内经》上讲"阳化气，阴成形"，所有肿瘤包块都是无中生有的东西，是一种阴性物质，所以具有收敛性质、阴性的食物都不能吃，比如冷饮、鸡蛋、牛奶之类。

我国自古是农耕大国，牛是用来耕种用的劳力，牛奶是小牛生存的食物。古代人们只有阴虚病，需要补充滋养阴分的时候才喝牛奶，牛奶被当作一种食疗药品。没有谁到老了还没"断奶"的，更别说现代饲养业在牛饲料里添加大量的激素及抗生素，直接影响牛奶的质量。

再说鸡蛋，不知从什么时候起，人们有每天一颗鸡蛋，补充蛋白营养的说法。但在物质丰富的现代社会，许多人都是小肠有积滞，胆囊壁毛糙，胆经小肠经不通畅。鸡蛋黏腻，此时吃鸡蛋，无异于砒霜鸩酒。

水果类多是生冷寒凉的，《食疗本草》总结"诸果有毒"！服用大量水果，会消耗人体的阳气，反过来便是增加人体的阴邪，促进肿瘤的生长。

🍶 防癌六要之二：素食

中医将动物类药食称为血肉有情之品，服用此类药物或者食物，会加重肿瘤的生长。

坚持素食，既是改变自己的生活方式，也是改变自己的思想观念。

如何素食呢？

"五谷为养，菜蔬为补"，五谷杂粮，应季的蔬菜蘑菇菌类，都可以满足机体需求。但凡菌类，都是从腐败物质上生出的精华，如木耳、蘑菇等。中医讲求取类比象，癌症患者如同枯木一样，死气重，没有生机活力，而菌类皆是从腐朽草木中生出的鲜品，有很好的驱癌效果，盖其生机之性冲破死亡之性所得。

比如我们临床常用治疗肿瘤的药物，有灵芝、桦黄与桦菌芝。灵芝质轻灵，可通三焦水道，有升有降，可以在体内自成太极，成一个场。桦黄与桦菌芝比较沉重，从外形上看，是很大的一坨，形状就像一个癌肿肿块。它的气都包在里面，形成一个能量很强的场，当用于癌症时，包裹起来的能量会冲出来，从内部击破肿瘤。

癌症患者可以多食些具升发之性的食物与药物，如菌芝类及各种芽菜、苗菜，以冲淡死亡枯败之气。而包含杀伐庚气的动物尸体、肉类，及腐败发酵的食物如臭豆干、豆腐乳、奶酪、腌菜腌制品类就不适合吃。

🍶 防癌六要之三：多积善缘

过年时，有人在家门口挂上"五福临门"吉祥联语，意思是大家都追求这五种福报，即"寿，富，康宁，攸好德，考终命"（《尚书·洪范》）。"考命终"，即善终，要死得好！我们中国人骂人很恶毒的一句诅咒就是"不得好死"！临床上待久了，发现要"得好死"很不容易。当听到某个老先生、老太太好好地走了，寿终正寝——正命死，或是睡一觉就过去了，我们都在心里遥遥羡慕——这家一定是有福报的人家。

所以我们平日要多行善，多做好事，来积我们的福德，不止为来世考虑，更是为这一世收个好尾。

🍶 防癌六要之四：穿着回归传统

现代人穿衣服大多只注重外观。在古代，因衣料全靠手工制作，珍惜难得，价格昂贵，只有贵族才能拥有多件衣服，普通百姓一生中穿过的衣服可能只有十多件。所以，衣服首先是保护身体的必需品，其功能性作用，远远比外观重要。

现代许多穿衣方式都对人们的养生不利。比如女人嫌弃自己身高太低而整天踩一双"恨天高"，这样会把心气拔得很高，使人不踏实，心气浮躁，且对腰、膝、踝都有很大的损伤。然后再给自己穿个束胸衣——自己给自己加紧箍咒，曲线出来了，健康问题也随之出现。比如因穿紧身衣经脉紧束，而胸闷、经期乳房胀痛。长此以往，还容易导致皮肤湿疹及私处感染。还有很不好

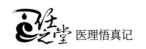

的、很普遍的现象是穿裙子，因为"风为百病之长"，穿裙子的人，容易使风夹杂着湿邪、寒邪进入子宫内，使子宫受风受寒而生肌瘤或囊肿。

针对衣服材质，建议大家尽量穿棉麻类植物材质的布衣，布鞋，这样朴素接地气。不要穿皮毛类衣服和鞋子。

穿衣服要顾护住我们几大部位，请大家一定要注意：

大椎、风池、风府、肚脐、腰、膝盖。这就需要我们平时注意冬天要戴围巾、不要穿露脐装和裙子、短裤。不宜穿不透气的化纤衣料及皮衣，阳虚及气虚体质的人应注意保暖，避免受风寒。

《孙真人卫生歌》有言："春寒莫放棉衣薄，夏月汗多需换着，秋冬觉冷渐加添，莫待病生才服药。"意思是说，春天虽然温暖，但气候阴晴多变，此时我们的阳气还初生，属于嫩阳，稚阳，要注意顾护，随时带着厚棉外套以应天气转变。夏天容易出汗，要常换干爽衣物，秋冬季节寒冷，要采用洋葱式的穿衣方法，层层叠叠得最能抵御气温的骤降。

🔥 防癌六要之五：住行合乎道

俗语讲"宁肯少吃两口饭，也要住房面朝南"。意在强调，住房的光线非常重要，阳光要充足，空气要好，还要安静，远离辐射，如手机、电脑等。所以说现代人，也幸福（基本温饱不愁），也可怜。住在一个个格子楼里，呼吸着加了料的空气，每天娱乐活动都是被辐射毒害的。所以与山里物质不那么丰富的山民相比，孰忧孰乐，还不一定。

出行少开车，少坐车，多走路，多接触自然，参加户外活动，多爬山。

休息睡觉，要按照《黄帝内经》"四气调神论"里的养生方法。每晚要争取9点上床，10点要睡着。所谓"动以养阳，静以养阴"，所以平时可以练些动静结合的功法，如太极拳、八段锦、八部金刚功及易筋经等，都非常好。

人只为自己活着，会活得很痛苦。因为一切只以我为中心，把自己看得太重要，就会有这样那样的不平心，不满足。得了重病时，只要还可以动，都可以做些事。只是躺着静养，所有意念都在病上面，一分的苦，会夸大成两分的苦、三分的痛。不如找些力所能及的事，可以出门的，找天气好时出去爬山，扛锄头种地；不能出门的，在室内溜达，帮家人做些琐碎的事。还是那句话，"干活，干活，越干越活"！

🍐 防癌六要之六：藐视疾病

现在人都"谈癌色变"，许多人拿到检验报告后，不是病死的，而是被自己吓死，绝望死的。其实每个人都会死，但看是在什么时候死。极少的人，可以活得很长久。要抱着在死前，我要好好活着的想法，活一天，赚一天，活一年，赚一年。虽然不容易，但一定要多宽慰自己，放松心情。人这一辈子都会经历生老病死，生死把病老都包括进去了。能看淡生死，癌症肿瘤，早衰晚衰，都不算什么。

真正疾病带来的痛苦，不超过三分，另外七分都是对疾病与死亡的恐惧。境由心生，心引导身体，恐惧扭曲心，身体也随着恐惧扭曲，小病变大，大病变危。心淡定从容，身体就跟着淡定从容，重病变轻。

有一位中年人，平日身体不错，骑行几千公里回来，觉得肝区稍微不舒服，检查出肝癌，当场晕厥，在病床躺两周就去了，是被吓死的。曾有一位老爷子得食道癌，医院诊断活不过3个月，家属瞒着他，说是小病，只是拿些药回家吃。老人家70多岁，天天下地干活，3年后仍健在，当初下诊断的医生都惊呆了。所以这心念的轻松与沉重，导致结果多么不一样。所以在重大疾病面前，我们更要注意我们的心理调节。

如何调神调心呢，多背诵清静经，多看看传统文化中的经典美文。

透得名利关，方是小休歇，
透得生死关，方是大休歇。

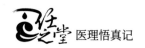

44. 超载的故事

——你的身体能负载多少？

我有一个很熟的朋友，几个月未见，再见面时他身上多处受伤，告诉我这次出门差点儿命都没了！细聊后才知道，原来他闲在家中，数月前，听闻拉煤很挣钱，于是拿了几十万买一辆卡车，做起了拉煤生意。可到真正开始拉煤时，才发现必须要超载，才能获取相对多的利润。于是一次比一次超载得多。终于在一周后，因超载，压垮路基而导致车翻，人也差点没了。现在一说起来就后悔莫及。

他讲他的故事，我则感慨人世间的欲望，真是欲壑难填。车只能载20吨，我们却要去载40吨、50吨，能不出事吗？

身体过载：吃全素，多锻炼

临床很多患者，切脉时发现双手气血上逆，头脑无法宁静，自身的欲望和想法太多。一身只能睡一张床，却拥有几十上百套房；双脚只能开一辆车，而现实中一些人却拥有几十辆车。我们的身体能够承载这些吗？有些人说这是福报，是洪福，我看其实是包袱，是负荷。洪福不是福，清福才是真享福啊！

道家有句话：为学日益，为道日损，损之又损，以至于无为。

真正的健康，不是秀你拥有多少，而是秀你愿不愿意去舍，舍去一身重负，换得一身轻松，心神清静自然！

人的身体就好比一辆车，人的一生就好似是一条路，我们为什么不轻车上路，轻轻松松过完这一辈子呢？

而现实生活中，我们时常担心失去，害怕失去。其实真正的天道是无私的，失去一些，分享一些，我们才能走得更快，走得更远。

临床上很多患者，身体肥胖、"三高"缠身，天天服用各类药物，体重一直上升。我们告诫这些患者，吃素、吃全素，多户外活动，多锻炼，多干体力活，可谁能做到这些呢？

患者担心的是，吃全素我营养不够啊！运动我会出虚汗，人会虚脱啊！干活我很累啊，身子骨受不了啊！

其实很多疾病，都与长期摄入过度高营养有关，身体负荷过重，好似一辆严重超载的卡车。减负为第一要义，而不是换发动机，改造汽车，提高承载量。车的承载永远是有限的，不是无极限的，就算改造成火车也还是有限的。欲望是无限的，不从源头抓起，不从口腹之欲上来抓，不从生活起居、劳动锻炼、减轻身体负荷抓起，肥胖、"三高"、失眠……怎么能治好呢？

很多患者不从自身找原因，反而去寻求名医，希望找到神医，一下子将疾病拿掉，在这种错误思想的指导下，遍访名医，还是不能解决问题，最终回过头来，从"心"做起，才找到了健康的法宝，治病的良药。

所以此类患者，我开出的处方是：吃全素，多锻炼。

🔥 心理过载：少想事，多干活

临床上还有一类患者，他们日夜操劳，操心过度，人近乎崩溃。他们大多是企业的管理者，或是高官，每天的应酬一个接一个，每天的电话一个接一个。在这种情况下，大脑长期在一个高速运转的状态，失眠多梦，精力不足，早衰时刻伴随着他们，这也好比汽车发动机，你不停地加油门，发动机转速越来越快，忘记了踩刹车，最终总有发动机烧毁的那一刻。

开始我们讲的是身体的负荷过重，而这里谈的是思想负荷过重，人只有身心两者均健康，才算是真正的健康。

遇到此类患者，我通常会开出如下的处方：少想事，多干体力活。

为什么干体力活可以让心静下来，减轻思想上的负荷呢？

因为我们在干活过程中，容易做到心归一处。一心劈柴，一心擦地，一心炒菜，一心切菜，因为如果分心，我们就容易伤到自己，所以自己不得不逼自己，心归一处，当我们时时心归一处，我们的妄念就少了，我

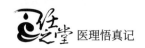

们就能够控制住自己的心，就知道什么时候该踩刹车，该给自己的心减负了。

《道德经》云：天得一以清，地得一以宁，神得一以灵，谷得一以盈。

因为我们的心时时能归一处，时时处于一种静的状态，身体也能自然恢复了。

那么是不是做到清静，身体就一定没有病了呢？为什么很多长寿者，他们一辈子总在忙碌，总在操心，却依然活得很健康？

其实这里面的关键问题，就是一个静字，有些人终日无所事事，看似很悠闲，但人静心不静，心中的念头一个接一个，这就是外静而内闹；有些人表面看起来很累，每天忙忙碌碌，但心是静的，外表的忙忙碌碌锻炼了身体，内心的宁静提高了修为，身体能不健康吗？

从汽车超载而出车祸，我们感受到人的身体和心神超载，也会神毁身亡。做一个懂得限载的司机，不仅能保全我们肉体这部普通的车子，也能保全我们心神这部更高级的车子啊！

该减负了！朋友！

不要总认为，你的潜力无限！

车总有报废的那一天，人也总有报废的那一刻！

不超载，行车才安全。

神清心静，身心才会健康！

45. 手心的温度

——温暖的力量

小时候，每当我们害怕的时候，只要握住父母的手，当手心的温暖传给我们时，恐惧就会消散；当我们摔跤摔痛了的时候，父母用手掌去揉揉我们的痛处，好像真的就不痛了；当我们吃凉东西，肚子疼的时候，只要父母将温暖的手心捂在肚皮上，疼痛很快就会缓解……父母手心的爱，总能时时为我们化解生命中的许多痛苦，手心的温度，总是带着一份温馨，一份神秘。

几年前，我和一位修行的朋友聊天，我一边聊天，一边晃动脖子，因为前天晚上脖子受凉后一直不是很舒服。这位朋友告诉我，只要将手捂在脖子受凉的地方，一会儿就暖和了，等暖和后脖子就不疼了。我试着捂了半小时左右，脖子果然就好了。

这位修行的朋友告诉我，这手心的能量是很强大的啊！

此后我就经常观察患者的举动，看他们在有意无意中利用手心的能量来治病。

有些风湿病患者，双膝关节疼痛，发凉，患者坐下来后，有一个习惯的动作，就是用双手掌心捂住膝盖，慢慢地摩擦膝盖，通过这个简单的动作，患者的膝关节疼痛就会很快缓解。

外出活动，走路走累了，老年人喜欢坐下来休息时用手捂一捂膝盖，通过这个小小的动作，劳累的膝关节，很快又有力量了。

头痛的患者，喜欢用手掌捂住头痛的部位，将头痛区慢慢地捂热，头痛就缓解了，有的甚至就治愈了。

当胃受寒后，出现胃痛，患者习惯的姿势就是用手捂住胃部，慢慢地胃痛就得到了缓解，病情轻的甚至就治愈了。

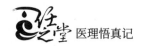

心脏不适的患者，心慌胸闷时，用手捂一捂胸口，心慌的症状就会慢慢缓解……

手心的温度真的很神奇哦！

观察多了，自然就会琢磨琢磨，为什么就这么普普通通的手掌，捂一捂就能解决很多问题呢？带着疑问，我询问当时教我这一招的长者。

他告诉我，手心这个温度不高也不低，是非常温润祥和的，而且它所提供的不仅仅是温度，提供的是一种我们用肉眼看不到的能量，当身体的患处接收到这些能量，自然就会得到修复，其抗邪能力也会增强，它比艾火温润些，而且又不会烫伤患处……

一个很普通的动作，经这么一说，还真神奇起来！

有年冬天，妻子半夜受凉后咳嗽起来，而且还咳得很厉害，弄药吃也不方便，于是我用手掌心贴在她的背部，明显感到背部的皮肤是凉的，就这么捂了不到10分钟，背部就暖和起来，咳嗽也少了，捂了半小时后，背部微微出汗，也不咳嗽了，我便撤了掌。第二天也未见咳嗽，一次受凉引起的咳嗽就这么治好了，我们笑称这如来神掌还真不赖哦。此后这便成了我治疗咳嗽的一个法宝——掌捂法治疗咳嗽。

临床上遇到咳嗽的小孩，我便常常建议小孩的父母运用此法，当小孩咳嗽时，无论寒热，也不分虚实，只需要父母用手捂住小孩子的背心，温暖其背心，微微出汗，就好似给小孩子输送能量一般，这样小孩子的正气足了，胸中气机运行有力，抗邪能力就强了，病情自然就好转得快了。

很多女性来月经时小腹发凉，疼痛，我在处方用药的同时，常常建议患者晚上睡觉时用手掌心捂住丹田，每晚只需要捂一小时，小腹就会暖和起来，连续捂上半个月，下次来月经也就不痛了……

痛则不通。

很多疼痛都是局部的气血经脉的不畅通所致，《黄帝内经》病机十九条其中一条就是：诸痛痒疮，皆属于心。

而我们手掌心处是劳宫穴，心脏的热量正好通过心包经传递到这里来，与其说使用手掌来治病，还不如说是在用心治病更准确，这也暗合了《黄帝内经》之旨。

除了上面提到的这些疾病，欢迎大家努力尝试，用你温暖的手掌，用你心中的热量，去治疗自己和家人的疾患，这是一个非常安全，常常会给你带来惊奇疗效的方法。

放心地去尝试吧，用心去温暖你身边的亲人。

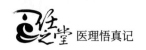

附：学车的故事

——中医教育体制存在的问题与思考

一、驾校报名——行业准入

2014年5月初，从广州来任之堂交流的董雪峰大夫问我想不想考驾照，我一时兴起，说了一句：想啊！于是第二天下午我们便来到了十堰市东运驾校，驾校的办事员大都是我的病号，也是老熟人，非常热情地接待了我们。我当时想，这考驾照，没有条件吗？从小到大，每次参加考试，都是有条件的，不是你想考就能考的！工作人员询问了一些基本情况，测试了一下是否为色盲，眼睛的近视情况，最后告诉我们可以考。从理论考试，科目一开始，给我们每人发了一本书，让我们回家看书学习，且给我们安排了教练，更好玩的是当天下午我们就开始练车了，开普通桑塔纳，从走直线开始……

一起学车的学员，有工人，有学生，有领导，有西医医生，可谓五花八门，各类人都有啊！

晚上回家后，一边看理论书，一边想，司机开车也算是人命关天，生死攸关的大事，为什么考驾照，没有学历要求，没有职业要求？

行业的准入制度，常常帮助了一个行业的发展，但有时也限制了一个行业的发展，每每看到满街跑的车，无数的司机，我会想中医执业的准入制度，门槛高得总会让很多的人望洋兴叹！

二、科目一——早接触临床

报上名，驾校的工作人员告诉我，15天后可参加科目一考试！

这段时间我们可以一边看书学习，一边接受徐教练的指导，从直线开始，练习倒车入库，侧方位停车，上坡定点停车，直角转弯，曲线行驶！在没有考过科目一前，主要是直线行驶！

这里要说的是教练在授课过程中，将每一个项目分解，分解到每一个点，什么点左打方向盘，什么点右打方向盘，什么点停车，什么点抬离合……

一边听，一边揣摩，一边练习，很快就找到了感觉，让从小不喜欢车的我很快喜欢上了开车！

回想大学学中医的过程，我感觉中医教育存在的问题，主要还是接触临床太晚，如果大一就有老师手把手教，手把手带，将临床和理论紧密结合起来，这样学得就快了！大学毕业，自然学生都会看病了！

半月后顺利考过科目一，而实际操作是已经会倒车入库了，教练边讲解其他项目，边告诉我们，只要好好练习，再过两周就可以参加科目二考试！有些小兴奋哦！

看到网上说考驾照有多难，今天回想起来，其实只要有个好教练来带，自己用心地学，每天花点时间练习，3个月拿到驾照不是难事！

回过头来看中医教学，排除英语、计算机等许多与中医无关的课程，如果有个好老师带，其实两三年就可以培养出中医人才来！

驾校将操作放到较重的位置，希望培养出来的每个学员都是好司机！

中医教育只有将临床放到较重的位置，才能培养出好的中医来！

三、科目二——公正与公平

在东运驾校，徐教每天顶着炎炎夏日，不厌其烦地给我们讲解、演示、指导科目二每个项目的训练。他常常告诉大家，多想想，再练练；不思考，再练也练不好。

踩刹车，踩离合，挂挡，松离合，半联动……每天下午就这样练习，就好似中医学生练习望、闻、问、切，西医学生练习望、触、叩、听，这些基本功的练习，大有好处，几个月后的今天，当我开车上路时，徐教练手把手教的东西，天天都在用！

我和董雪峰在练习之余，常有教练、学员找我们看病，董雪峰每天带着针灸盒、消毒酒精、医用棉签，许多疼痛性疾病，我们常常立时帮大伙解决了。驾校待了几个月，最后发展到一些学员领着家属到驾校来找我们看病，以前别人说：一个好的中医，走到哪里都如同一个医院！我们算是深有体会了。

求医问药，答疑解惑，成了练车之余的主要工作，谁说中医没有市场呢？

经过近一个月的科目二项目练习，我们符合考试条件，驾校工作人员及时为我们报了名，我们便顺利地走进了考场，参加科目二考试。考试过程全程电子监控，卫星监测，与省考试中心相连，平时练习的五个项目，在这里连在一起，考场充分模拟现实中的状况，非常合理。

参加完科目二的考试，我便想起中医临床执业医师的考试过程，说实话，两者都是考查学员的实践与操作，但感觉医师考试与驾考科目二有一些差距！

首先，科目二考试，全程电子监控，无法作弊，而执业医师考试的实践技能环节，考官的人情关，没法控制，考试无法完全做到客观、公平、公正！

其次，执业医师考试的考题也与实践技能有些脱节。想想古时的针灸铜人，设计是多么的完美，如果现在考实践技能，考针灸，能用类似针灸铜人的形式，同时借鉴驾考科目二的规范化，就不会出现一些关系执业证，人情执业证了！

医生的本职工作就是看病，就是临床，就好似考驾照的目的就是开车，因此，医师的考核，如果紧紧抓住临床二字，无论是试题，还是考试过程的设计，都以临床为核心，以公平、公正为原则，自然就可以引入很多真正的中医人才，何愁医门不兴呢？

四、科目三——到临床上练真功夫

考过科目二，接下来便是上路练习了，开着教练车，张教练坐在副座，时刻关注路上的车况，有时帮助打方向盘，有时踏刹车帮忙控制车速，不时地提醒，该加速，减速，换挡，转向灯，向右看后视镜，踩刹车……

上路开车，突发情况很多，常常手忙脚乱，不断出错，有时差点酿成交通事故，张教练便毫不客气地指出问题，丝毫不留情面！

也就是这段时间的上路，才练就了开车的真功夫，才知道开车也和坐诊一样，要临证不乱，处事不惊！

中医学院学生毕业前，都会上医院实习一年，其实这和考完科目二，上路练习科目三，是一样的道理！

不同的是，上路练习，能够很直接地培养一名合格的司机。而医院实习则不同，在中医严重西化的今天，在医院见到的大多是吊瓶输液，而真正运用中医理论、运用中医方法、运用纯中医手段的中医，越来越少，这样培养出来的是对中医没有信心的学生，对中医临床没有信心的学生！

试想一下：

如果驾校培养出来的学员对开车上路没有信心，学员毕业后敢上路开车吗？

如果中医学院培养出来的学生，对中医临床没有信心，对中医疗效没有信心，毕业后会愿意为中医奉献一辈子吗？

通过这样的训练，我顺利地通过了科目三的考试，我也勉励自己，希望自己以后带学生，也同科目三的训练一样，让学生在临床上充分得到锻炼，不断提高临床实战能力。

五、科目四——医德教育

科目四考试，又称为安全文明驾驶考试！

通过了科目三考试，也就是驾驶技术得到认可，但为了做到安全驾驶、文明驾驶，组织学员进行最后一次考试，意义非常重大。

就好比当医生，取得了医师资格证，不一定就能成为好的医生，一个好医生，必须要有医德，没有医德的医生，容易将医患之间的矛盾激化。反观目前的医疗市场，医疗环境很差，医患关系紧张，这里面包含很多因素，其中与我们医生自身素质下滑，道德水准下滑，有很大关系。我们不能改变外在，但我们可以改变自身，改变我们的心。

驾驶证考试的最后一个环节，正好给医师证考试做了个示范，如果设置一个伦理道德考试，加强医生队伍自身的学习和考核，从自身做起，不也是改变目前医疗环境的一剂良药？

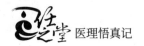
拿到驾照的那一天，我很高兴，但心里也很沉重，作为一个中医人，自身需要学习和完善的地方还很多，为了中医的发展，我们要做的事情还有很多很多！